Die
PASTERNAK
Diät

Kurbeln Sie Ihren
Stoffwechsel an
und lassen Sie
die Pfunde purzeln

W0236085

HARLEY PASTERNAK

Der Personal Trainer der Hollywood-Stars

Die Originalausgabe erschien unter dem Titel
The Body Reset Diet: Power Your Metabolism, Blast Fat, and Shed Pounds in Just 15 Days
ISBN 1-978-60961-550-5

Copyright der Originalausgabe 2013:
Copyright © Harley Pasternak, 2013

Copyright der deutschen Ausgabe:
© Börsenmedien AG, Kulmbach

Übersetzung: Birgit Irgang
Umschlaggestaltung: Johanna Wack
Gestaltung, Satz und Herstellung: Tanja Erhardt
Lektorat: Elke Blanek
Druck: Stürtz GmbH, Würzburg

ISBN 978-3-86470-136-8

Bibliografische Information der Deutschen Nationalbibliothek:
Die Deutsche Nationalbibliothek verzeichnet diese Publikation in der
Deutschen Nationalbibliografie; detaillierte bibliografische Daten
sind im Internet über <http://dnb.d-nb.de> abrufbar.

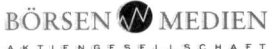

BÖRSEN MEDIEN
AKTIENGESELLSCHAFT

Postfach 1449 • 95305 Kulmbach
Tel: +49 9221 9051-0 • Fax: +49 9221 9051-4444
E-Mail: buecher@boersenmedien.de
www.books4success.de
www.facebook.com/books4success

Für meine wunderbare Frau,
Jessica,
meine nie versiegende Quelle
von Liebe, Inspiration, Lachen und
Schokoladenkeksen.

INHALT

Teil I

Eine neue Art der Diät

Teil II

Die ersten 15 Tage vom Rest Ihres Lebens

Teil III
Der Rest Ihres Lebens

Danksagungen

Ich danke …

… meinem Literaturagenten Andy Barzvi, der als Erster an mich glaubte und dann dafür sorgte, dass auch jeder andere es tat.

… meiner Familie dafür, dass sie verhindert, dass ich abhebe.

… Andre Hudson. Deine Energie, deine Loyalität und dein Lachen sind von unschätzbarem Wert.

… Wendy Heller dafür, dass sie halb Anwältin und halb Schwester ist.

… Nancy Fowler, Holly Rawlinson und Steve Fowler, die meine kleinen Ideen unermüdlich zu einem großen Geschäft machen.

… Laura Moser für ihre Hilfe, die richtigen Worte zu finden … und diese dann in die richtige Reihenfolge zu bringen.

… Susan Ott für die köstlichen Rezepte.

… Ursula Cary und dem Team von Rodale Books dafür, dass sie dieses Buch produziert haben.

… Allison Garfield dafür, dass sie meine Änderungen bearbeitet hat.

… Shelley Linden, dass ich bei ihr in Organischer Chemie abschreiben durfte.

… The Ladies of the Revolution dafür, dass sie mich inspiriert haben.

… Tara Piper dafür, dass sie mich mit ausreichend Flüssigkeit versorgt hat.

… Jen Hamel-Keddy, die mich immer mit den coolsten Schuhen versorgt.

Einleitung

Als Kultur haben wir es *deutlich* mit unseren Versuchen übertrieben, unsere Wampe in den Griff zu bekommen. Wir haben zu viel Geld, Zeit und Mühe investiert, um abzunehmen. Wir haben alle Arten von Diäten ausprobiert – wenig Kalorien, wenig Kohlenhydrate, wenig Fett –, in der Hoffnung, unseren Traumkörper zu erreichen. Wir haben zahllose Pillen geschluckt und unser Innenleben gereinigt, bis nichts mehr übrig war. Wir haben gemäß unserer Blutgruppe gegessen, uns monatelang von Grapefruits ernährt und irgendwann so gut wie gar nichts mehr zu uns genommen. Warum werden wir nur immer dicker und dicker? Wie kommt es, dass das Land mit den meisten Fitnessstudios, Reformhäusern, kalorienreduzierten Salatsoßen und Ernährungsgurus der Welt offensichtlich die Gewichtszunahme nicht stoppen kann? Wir wissen alle, wie fett die Menschen in unserem Land sind: Mehr als ein Drittel aller US-Bürger, satte 35,7 Prozent, sind nicht nur übergewichtig, sondern *fettleibig*. Und diese bereits alarmierende Zahl wird bis zum Jahr 2030 voraussichtlich sogar auf 42 Prozent steigen.[1] Doch wenn uns das Problem schon so bewusst ist, warum scheinen wir dann nichts dagegen tun zu können?
Bevor wir irgendetwas anderes machen, müssen wir innehalten, einen Schritt zurückgehen und uns ansehen, was wir tatsächlich tun.
Einigen wir uns darauf, dass wir verwirrt sind. Die miteinander rivalisierenden Informationen, mit denen wir Tag und Nacht bombardiert werden, tun uns überhaupt nicht gut. Das Internet ist toll, um meine verpassten Lieblingssendungen nachträglich anzusehen oder die Wettervorhersage zu finden; aber wenn es darum geht, die richtigen Informationen über Gesundheit und Fitness zu verbreiten, taugt es nicht, falls es nicht sogar verwirrt oder geradezu

gefährlich ist. Lassen Sie uns einfach vergessen, was wir gehört haben – alles, was wir wissen oder zu wissen glaubten.

Wir müssen den Neustart-Knopf betätigen.

Wir müssen einen neuen Weg finden,
über Nahrung nachzudenken.

Wir müssen unseren Stoffwechsel neu starten.

Wir müssen unseren Körper neu starten.

Wir alle, mich eingeschlossen. Es stimmt: Obwohl ich während der letzten 20 Jahre einen gesunden, gemäßigten Lebensstil gepflegt habe, habe ich festgestellt, dass Maßhalten nicht immer ausreicht, zumindest nicht als erster Schritt zu einem echten Gewichtsverlust. Letztendlich *ist* Maßhalten der Schlüssel zum Erfolg. Eine allmähliche Herangehensweise – mit fünfmal pro Woche Sport und fünf ausgewogenen Mahlzeiten pro Tag – ist auf lange Sicht zum Abnehmen unglaublich effektiv. Doch ich habe inzwischen die drängende Verzweiflung verstanden, die so viele Menschen empfinden: *Sie wollen jetzt Gewicht verlieren!* Nicht nächsten Monat oder auch nur nächste Woche. Heute. *Heute Nachmittag.* Diese Einsicht wurde kürzlich von einer Studie bestätigt, die ergab, dass bei Personen, die innerhalb eines Plans zur Gewichtsreduktion schon früh einen beträchtlichen Gewichtsverlust erleben, die Wahrscheinlichkeit deutlich größer ist, dass sie langfristig durchhalten.[2]

Das entspricht auch meiner Erfahrung, die ich beim Sender ABC machen konnte, als ich für die Show „The Revolution" arbeitete – was für mich in vielerlei Hinsicht ein Erlebnis war, das mein Leben verändert hat. Immer wieder sah ich, dass die Frauen, die gleich zu Anfang am meisten Gewicht verloren, das Programm auch langfristig durchzogen, selbst nachdem die Fernsehshow beendet war. Mit anderen Worten: Ich erkannte, dass eine sofortige Belohnung *wirkt*. Rasche Lösungen sind vielleicht nicht immer ideal, aber wir müssen Ergebnisse sehen, um motiviert zu bleiben. Genau so funktioniert die menschliche Natur.

Ich setzte mir zum Ziel, den Diätplan schlechthin zu entwickeln, einen Plan, der sofort eindeutige Resultate bringt, ohne die Gesundheit der Teilnehmer zu gefährden oder jenen zerstörerischen Jo-Jo-Effekt auszulösen (diese Woche zehn Pfund abnehmen, nächste Woche 15 Pfund zunehmen), der mit so vielen Diäten einhergeht. Mein Plan ist so einfach und dabei so effektiv, dass Sie *sofort* Gewicht verlieren – unabhängig davon, warum das in der Vergangenheit nicht geklappt haben sollte.

Während Sie das Programm durcharbeiten, werden Sie beeindruckt sein, wie mühelos die Pfunde zu purzeln scheinen. Sie werden außerdem fasziniert sein, dass Sie einen schlanken, sexy Körper haben können, ohne in teure Ausrüstung investieren oder um fünf Uhr morgens aufstehen zu müssen, um so verrückte Dinge zu tun, wie eine Stunde lang einarmige Liegestütze zu machen wie beim Militär.

Und was das Wichtigste ist: Wenn Sie meinem Plan folgen, werden Sie keinen Mangel verspüren, sondern lediglich Befriedigung. Sie werden beeindruckt davon sein, wie gut Sie aussehen und wie lebendig Sie sich fühlen, und Sie werden motiviert sein, weiterzumachen. Dieser Plan ist so einfach, dass Sie sogar vergessen werden, dass Sie einem Plan folgen. Dazu sind lediglich ein paar Minuten der Speisenzubereitung und ein paar Minuten strukturierter Übungen erforderlich sowie die Bereitschaft, für einen Spaziergang vor die Tür zu gehen. Ich verspreche Ihnen: Nichts könnte einfacher oder wirkungsvoller sein.

Doch bevor Sie mit dem Neustart Ihres Körpers loslegen, müssen Sie *davon überzeugt sein*, dass Sie abnehmen können. Dass Sie Ihren Körper verändern können, dass Sie stärker und energiegeladener sein können.

Sie müssen glauben, dass Sie innerhalb von lediglich zwei Wochen auf dem Weg zu bester Gesundheit und dem besten Körper Ihres Lebens sein können.

Bevor es also losgeht, sollten Sie sich sagen: „Ich *kann* besser aussehen und mich besser fühlen." Und nun ersetzen Sie das „kann" durch „werde". Sagen Sie laut: „Ich *werde* besser aussehen und mich besser fühlen." Nehmen Sie einen Unterschied zwischen diesen beiden Aussagen wahr?

Viele Programme zur Gewichtsreduktion *können* möglicherweise dafür sorgen, dass Sie für kurze Zeit besser aussehen und sich besser fühlen. Ihre Entscheidung für die Pasternak-Diät *wird* Sie besser aussehen und sich besser fühlen lassen, jetzt und für immer.

1.) Centers for Disease Control, „42 Percent of Nation to Be Obese by 2030, Study Predicts", CNN Health, 7. Mai 2012.

2.) Lisa Nackers et al., „The association between rate of initial weight loss and long-term success in obesity treatment: Does slow and steady win the race?", International Journal of Behavioral Medicine 17, Nr. 3 (2010): 161–67, doi: 10.1007/s12529-010-9092-y.

I

Eine neue Art der Diät

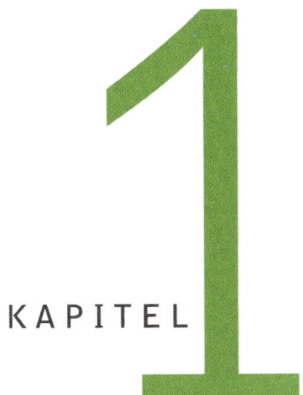

KAPITEL 1

Warum Diäten scheitern

Viele Menschen erzählen mir: „Harley, ich habe jede Diät gemacht, die du dir nur vorstellen kannst! Glaub' mir: Auf lange Sicht funktioniert keine von ihnen." Nun, offensichtlich haben sie nicht funktioniert, denn sonst würden Sie ja jetzt nicht dieses Buch lesen.

Vielleicht hielt die Wirkung der Diät auch eine oder zwei Wochen an, bevor Ihr Gewicht sich wieder bei der ursprünglichen (deprimierenden) Zahl auf der Waage einpendelte, doch das Endergebnis ist dasselbe: Sie denken, dass Sie alles richtig machen, doch Sie nehmen einfach nicht ab. Und nach einer Weile verlieren Sie den Mut – das ist nur allzu verständlich.

Warum hat nichts von dem, was Sie ausprobiert haben, funktioniert? Sie haben so viele Diäten versucht, dass Sie die Tür Ihres Kühlschranks nicht mehr öffnen können, ohne sofort Kopfschmerzen zu bekommen. Es gibt *so* viele widersprüchliche Informationen und so viele gegensätzliche Empfehlungen, dass es nicht verwunderlich ist, dass wir keine Ahnung mehr haben, was wir essen oder wie wir uns bewegen sollten. Essen Sie wenig Kohlenhydrate. Essen Sie keine Kohlenhydrate. Essen Sie *viele* Kohlenhydrate ... Wer könnte diese widersprüchlichen Vorschriften unter einen Hut bringen?

Wussten Sie, dass über die Hälfte aller Amerikaner, erstaunliche 52 Prozent, der Ansicht sind, es sei einfacher, ihre Steuererklärung zu machen, als herauszufinden, wie man sich gesund ernährt? Es stimmt tatsächlich: Wie man seine Steuererklärung erstellt, ist plötzlich dem Wissen vorzuziehen, was man zum Mittagessen zu sich nehmen sollte.[1]

Um ehrlich zu sein: Es wird Zeit, das zu ändern. Genug ist genug! Wir hören den falschen Menschen zu, die uns falsche Dinge erzählen. Wer sind diese Autoritäten überhaupt? Viele der Trainer, die im Fernsehen auftreten und von denen wir unsere Fitnessentscheidungen abhängig machen, wurden direkt durch ein großes Casting ausgewählt (und damit meine ich wirklich ein allgemeines Casting); das bedeutet, dass sie keinerlei Qualifikation im Bereich der Ernährung haben und vor ihrem ersten Auftritt im Fernsehen noch nie in ihrem Leben jemanden trainiert haben.

Ich hatte das Privileg, eine Talkshow mit dem Titel „The Revolution" moderieren zu dürfen: Das war eine der lohnenswertesten

Erfahrungen meiner beruflichen Laufbahn. Die erstaunlichen Frauen, die ich kennenlernte, halfen mir dabei, meine gesamte Abnehm-Philosophie zu überdenken. Selbst nach zehn Jahren Ausbildung und 20 Jahren Praxis musste ich meine Denkweise noch ändern. Das ist sehr viel mehr, als ich über die meisten prominenten „Experten" sagen kann, welche die Gesundheitsentscheidungen diktieren, die zu viele Menschen treffen.

Meine Ausbildung und das breite Spektrum an Personen, denen ich in den vergangenen 20 Jahren geholfen habe, ihren Körper und ihre Einstellung zu ändern – von Halle Berry und Jessica Simpson bis zu alleinerziehenden Lehrerinnen –, haben dazu geführt, dass ich genau verstehe, wie ernst die Krise ist, die uns bevorsteht. Seien Sie versichert: Ich weiß genau, was Sie durchmachen – ob Sie nun eine Unmenge Gewicht verlieren müssen oder lediglich jene letzten, hartnäckigen fünf Pfund. Und Sie haben keine Ahnung, womit Sie anfangen sollen. Dafür bin ich da. Bleiben Sie die nächsten zwei Wochen bei mir, und Sie werden beeindruckende, drastische Erfolge haben – im Hinblick auf Ihr Energieniveau, Ihre Gesundheit und insbesondere Ihr Gewicht.

Um dorthin zu gelangen, müssen wir einen Neuanfang wagen. Den Neustart-Knopf drücken. Von vorn anfangen. Alles überdenken, was Sie jemals darüber gehört haben, wie man Gewicht verliert. Die Menschen setzen auf immer verrücktere Diätvorschläge – und wohin führt sie das? Direkt zu ihrem Ausgangspunkt zurück, möglicherweise sogar ein paar Pfund schwerer als zuvor. Lassen Sie mich also, bevor Sie sich dem nächsten seltsamen Diätplan widmen, erklären, warum Sie immer wieder scheitern und weshalb ein wesentlich einfacherer und vernünftigerer Ansatz erheblich bessere Ergebnisse bringen kann.

Vertrauen Sie mir: Ich weiß, womit ich es zu tun habe, da ich die verrückten Ideen kenne, die rund ums Abnehmen existieren. Ich gebe zu, dass einige der bekannteren, weiter verbreiteten Programme – mit einem Punktesystem und so weiter – wirkungsvoll sein können, doch in vielen Fällen dauert es zu lange, bis die Menschen die Resultate erreichen, die sie sich wünschen (und verdienen); und einige dieser Programme sind außerdem unverschämt teuer. Deshalb wählen die Leute extremere, schnelle Lösungen. Diese reichen von der Ernährung nach Art der Höhlenmenschen bis hin zu Sondenernährung und wochenlang ausschließlich flüssiger, intravenös verabreichter Nahrung. Wollen Sie das wirklich? Der Wunsch, Gewicht zu verlieren, sollte doch nicht einer Todessehnsucht ähneln.

Höhlenmenschen lebten nur von Nüssen und Fleisch, waren aber auch den ganzen Tag über aktiv und starben in der Regel mit 18 Jahren – ja, tatsächlich! In jeder anderen Hinsicht ähnelt unser Leben auch kaum dem der Steinzeitmenschen: Wir schlucken zahllose Pillen, in der Hoffnung, ein paar Pfunde zu verlieren. Abnehmpillen sind in den Vereinigten Staaten eine *2,4-Milliarden*-Dollar-Industrie, obgleich vor Kurzem eine Studie ergeben hat, dass es keinen Beweis dafür gibt, dass auch nur eines dieser Präparate tatsächlich zu einem bedeutenden Gewichtsverlust führt.[2] Und was noch schlimmer ist: Einige Medikamente, die für Bodybuilding oder zur Gewichtsreduktion eingesetzt werden, schädigen die Leber und haben darüber hinaus noch weitere gesundheitsschädliche Folgen.[3]

Abnehmpillen unterliegen häufig keinerlei Beschränkungen und können ziemlich gefährlich sein. Von 1999 bis 2008 erhielt die U.S. Food and Drug Administration (FDA, die US-amerikanische Behörde für Lebensmittel- und Arzneimittelsicherheit) 32 Berichte über ernste Leberschäden bei Menschen, die Orlistat eingenommen hatten, den Wirkstoff der Abnehmpille Alli; 27 Patienten mussten ins Krankenhaus eingeliefert werden und sechs Fälle endeten mit einem Leberversagen. Die FDA erklärt, es sei nicht restlos geklärt, ob Orlistat die Schädigung der Leber hervorgerufen habe, und fordert die Personen, die Xenical oder Alli nehmen, nicht auf, die Verwendung dieser Abnehmpräparate einzustellen. Doch die Agentur rät dringend dazu, die Pillen wie vorgeschrieben einzunehmen.[4] Es ist klar, dass die Nutzung solcher Medikamente ernste Schädigungen auslösen kann, und dieses Gesundheitsrisiko sollten Sie nicht eingehen. Wie steht es mit dem Versuch, Ihren Körper von all jenen Giftstoffen zu reinigen, die ganz bestimmt der einzige Grund für Ihr Übergewicht sind? Entschlackungskuren sind in den letzten Jahren immer beliebter geworden, zumal schnelle Ergebnisse versprochen werden und Promis dafür werben. Doch das tagelange Quasi-Fasten, das diese Programme empfehlen, kann lästige Nebenwirkungen haben wie Vitaminmangel, Muskelabbau, Probleme mit dem Blutzucker, dünnen Stuhl sowie eine allgemeine Schwächung des Immunsystems und eine Einschränkung der Fähigkeit, Infektionen oder Entzündungen zu bekämpfen. Eine übertriebene Entschlackung kann auch dazu führen, dass die „guten Bakterien" vertrieben werden, die für die Gesundheit unseres Darms und das richtige Funktionieren des gesamten Immunsystems unerlässlich sind.

Selbst wenn Sie mit all diesen Dingen fertigwerden – und dabei habe ich noch nicht einmal Kopfweh, Reizbarkeit, Müdigkeit, verschiedene Schmerzen und Flüssigkeitsmangel erwähnt –, wie sollen Sie dann mit dem Rest Ihres Lebens weitermachen oder sich gar sportlich so betätigen, wie es gut für Ihre Gesundheit ist? Und wie sollte es Ihnen möglich sein, ein solch extremes Programm länger als ein paar quälende Tage durchzuhalten?

Die Antwort lautet: Sie können es nicht, und deshalb lesen Sie dieses Buch. Diese raschen Lösungen helfen Ihnen vielleicht, sich am Freitagabend wieder in Ihre Lieblingsjeans zu quetschen, doch sie schaden eindeutig Ihrer Gesundheit, und die Ergebnisse sind aus zahlreichen Gründen *nicht dauerhaft.*

An dieser Stelle kommt der Jo-Jo-Effekt ins Spiel. Sie verlieren beispielsweise 15 Pfund, indem Sie sich (mehr schlecht als recht) einen Monat lang ausschließlich von Grapefruits ernähren; doch wenn Sie dann Ihrem erschöpften Körper wieder normale Nahrung zuführen, wird die Waage innerhalb kürzester Zeit 20 Pfund mehr anzeigen als am Ende Ihrer Diät. Wie sollte Ihr armer, verwirrter Stoffwechsel auch anders reagieren?

Geben Sie also all diese Eskapaden auf. *Nichts davon funktioniert.* So etwas ist einfach nur verrückt.

GRÜNDE FÜR DAS SCHEITERN VON DIÄTEN
Sie erfordern zu viel Zeit, Anstrengung oder Geld

Viele Diäten, auch einige der gesünderen Programme, die auf Mäßigung basieren, scheitern, weil sie zu viel Zeit in Anspruch nehmen. Mal müssen während der Mittagszeit Treffen besucht werden, mal muss über jeden einzelnen Bissen Buch geführt werden, den man im Laufe des Tages isst, oder man benötigt fünfmal täglich eine Stunde Vorbereitungszeit für die Mahlzeiten. Viele dieser Diäten stellen unvernünftige Anforderungen an unseren bereits zu vollgestopften Terminkalender. Vor Kurzem habe ich ein brandneues Diätkochbuch aufgeschlagen, und für das erste Rezept, das ich las, waren zwölf Zutaten erforderlich! (Übrigens: Ich habe es nachgekocht und es schmeckte ekelhaft. Nein danke, nichts für mich!) Wie ehrbar auch die Ziele sein mögen: Solche Diäten fordern einfach zu viel von uns. Die meisten von uns haben doch ohnehin schon zu viel um die Ohren.

Zu wissen, wie man sich wirkungsvoll ernährt und bewegt, ist kein Hexenwerk, doch wir haben alles so verkompliziert, dass man manchmal den Wald vor lauter Bäumen nicht sieht. Wenn Sie mit einer Diät keinen Erfolg haben, liegt das nicht daran, dass Sie eine insgesamt schwache Person sind, sondern daran, dass Sie sich schier endlose, unmögliche Beschränkungen auferlegen und Listen mit Geboten und Verboten befolgen wollen, die Kopfzerbrechen bereiten.

Das andere Problem bei Diäten sind oftmals die Kosten: Sie sind einfach zu teuer. Fertige Gerichte nach Hause liefern zu lassen, mag bequem sein, ist aber ganz bestimmt nicht preiswert. Vor Kurzem wurden in einer Studie zehn der beliebtesten Diäten unter die Lupe genommen und es zeigte sich, dass sie durchschnittlich 85,79 Dollar pro Woche kosten beziehungsweise rund 58 Prozent mehr als die 54,44 Dollar, welche die meisten Amerikaner durchschnittlich pro Woche für Lebensmittel ausgeben. Und manche Ernährungskonzepte sind sogar noch teurer – wie die Jenny-Craig-Diät, die wöchentlich 137,65 Dollar kostet.[5] Eine beliebte Entschlackungskur kostet beeindruckende 195 Dollar für einen Saftvorrat, der drei Tage reicht. Das macht fast 70 Dollar am Tag – das sind enorme Kosten für ein äußerst zweifelhaftes Ergebnis.

Sie vermitteln die falschen Lektionen über Nahrung

Wenn Sie sich ausschließlich von Saft, ausschließlich von Getreide oder ausschließlich von rotem Fleisch ernähren, wird Ihr Gaumen schließlich gegen die Eintönigkeit aufbegehren. Es ist ganz natürlich, dass Sie es auf Dauer leid sind, immer wieder das Gleiche zu essen.

Je einschränkender die Diät ist, desto größer ist die Wahrscheinlichkeit, dass Ihr Gewichtsverlust vorübergehend sein wird, so scheint es. Jüngste Studien, die in der Zeitschrift „American Psychologist" veröffentlicht worden sind, ergaben, dass bis zu zwei Drittel der Menschen, die in den ersten paar Monaten einer Diät fünf bis zehn Prozent ihres Gewichts verlieren, innerhalb von vier oder fünf Jahren sogar mehr Gewicht zulegen, als sie abgenommen haben.[6]

Viele Diäten berücksichtigen nicht die Tatsache, dass Essen eines der größten Vergnügen des Lebens darstellt, und enthalten den Diäthaltern eine große Palette an Lebensmitteln vor. Niemand kann eine so einschränkende Ernährungsweise lange durchhalten. Und es ist nicht gerade hilfreich, dass die meisten Nahrungsmittel, die bei diesen Diäten zum Einsatz kommen, nicht gut schmecken. Wenn Sie von abgepackten Hauptgerichten leben, die an Astronautennahrung erinnern, oder jeden Tag rohen Kohlsalat essen müssen, werden Sie sich auf Ihre Mahlzeiten nicht freuen – warum auch? Sie ernähren sich auf diese Weise, weil Sie abnehmen möchten, doch nach den ersten paar Tagen führt allein der Gedanke an ein weiteres tiefgefrorenes Hähnchengericht und/oder eine Schale mit gedünstetem Kohl und Brunnenkresse dazu, dass sich Ihnen der Magen umdreht. Also weichen Sie einmal von Ihrem Plan ab, dann ein weiteres Mal, und vor Ablauf einer Woche haben Sie die Diät schließlich ganz aufgegeben.

Andere Diäten fordern, dass wir schwer aufzutreibende, exotische Zutaten besorgen – als ob der Lebensmittelmarkt um die Ecke Wachteleier, Khakifrüchte oder das Fleisch von wild lebenden Rehen im Angebot hätte. Damit ist Ihr gesamter erster Diättag schon nicht mehr durchführbar.

Sie bringen ein paar grundlegende Fakten über Lebensmittel durcheinander

Manche Diätprogramme konzentrieren sich ausschließlich auf die alte Regel „Kalorien aufnehmen, Kalorien verbrauchen": Diese Theorie besagt, dass Sie Gewicht verlieren, wenn Sie mehr Kalorien verbrauchen, als Sie aufnehmen – das ist alles. Doch Diäten, die sich ausschließlich auf die Kalorien konzentrieren und nicht berücksichtigen, woraus diese Kalorien bestehen, liegen vollkommen falsch. Ich kann diesen Punkt nicht deutlich genug betonen:

Nicht alle Kalorien sind gleich aufgebaut.

1400 Kalorien aus Weißbrot sind *nicht* gleichbedeutend mit 1400 Kalorien aus Lachs. Verschiedene Lebensmittel wirken sich unterschiedlich auf Ihren Körper aus, unabhängig von ihrem Kaloriengehalt. Sie lassen Sie anders aussehen und sich auch anders fühlen. Eine neue Studie hat gezeigt, dass die Befolgung einer fettreduzierten Diät Ihren Stoffwechsel verlangsamen kann, sodass ein Gewichtsverlust schwieriger wird, während eine Ernährung mit hohem Eiweißanteil die Fähigkeit des Körpers zur Fettverbrennung steigern kann.[7] Eine andere Untersuchung hat erbracht, dass fettreduzierte Diäten *nicht* der beste Weg sind, um nachhaltig Gewicht zu verlieren.[8] Beim Abnehmen geht es also nicht einfach um Kalorienrechnereien. Sie müssen auch berücksichtigen, *was* Sie essen, nicht nur wie viel.

Und deutlich zu oft nimmt eine Diät uns nicht nur die Kalorien, sondern auch die Nahrungsmittel, die wir brauchen, um in Bestform zu sein. Wenn Sie beispielsweise eine Saftdiät machen, nehmen Sie *keinerlei* Eiweiße, gesunde Fette oder Ballaststoffe zu sich – doch Ihr Körper benötigt all diese Nährstoffe. Da Sie sie Ihrem Körper vorenthalten, werden Sie wahrscheinlich Hunger haben, sich elend fühlen und äußerst anfällig für einen Rückfall sein. Außerdem nehmen wir nicht genug Flüssigkeit zu uns: Viele von uns sind halb dehydriert, halten den Durst aber fälschlicherweise für Hunger – was dazu führt, dass wir mehr essen.

„Als ich mit meinem Gewicht kämpfte, habe ich viele verschiedene Ernährungsprogramme ausprobiert. Sie haben alle keinen Erfolg gehabt, sodass ich sogar über einen chirurgischen Eingriff nachdachte, um Gewicht zu verlieren. Harleys Plan hat mich gerettet. Er gab mir die Hilfsmittel und Kenntnisse an die Hand, die ich brauchte, um zu einer gesunden Lebensweise zu finden. Ich habe mich noch nie so lebendig gefühlt wie heute, und nun weiß ich, dass ich erfolgreich bin."
– Nancy Daly, verlor neun Kilo in 15 Tagen

Sie übertreiben die
sportliche Betätigung

Wahrscheinlich hätten Sie niemals gedacht, dass Sie das von einem Fitnessprofi zu hören bekommen würden, stimmt's? Doch
übermäßiges Trainieren kann ein echtes Problem sein. Außerdem kann keine sportliche Betätigung die Auswirkungen einer
schlechten Diät wettmachen. Wissen Sie, wie lange Sie am Cross-
trainer arbeiten müssen, um die Kalorien eines einzigen Stückes
Käsekuchen zu verbrennen? Bis zu anderthalb Stunden. Und es
gibt keine Studien, die beweisen, dass Training an sich tatsächlich
zu einem Gewichtsverlust führt. In seinem gut begründeten Buch
„Why We Get Fat" erklärt Gary Taubes: „Es gibt nur sehr wenige
Beweise dafür, dass die Anzahl der Kalorien, die wir verbrauchen
[also wie viel wir trainieren], irgendeine Auswirkung darauf hat,
wie fett wir sind."[9]

Ich denke, das liegt daran, dass unsere Angewohnheit, es mit der
sportlichen Betätigung zu übertreiben, dazu führt, dass wir mehr
Appetit haben und dadurch nur noch mehr Kalorien zu uns nehmen, als wenn wir zu Hause geblieben wären und das Fitnessprogramm ausgelassen hätten. Taubes fasst es noch einmal ganz un-
missverständlich zusammen: „Wenn Sie Ihren Kalorienverbrauch
steigern, ist die Gefahr sehr groß, dass Sie zum Ausgleich auch
mehr Kalorien aufnehmen."[10] In ganz einfachen Worten: Je härter
Sie trainieren, desto hungriger werden Sie und desto mehr essen
Sie. Doch wenn Sie abnehmen möchten, ist es äußerst kontrapro-
duktiv, die Kalorienzufuhr zu steigern.

Im Sommer 2009 habe ich immer intensiver über diesen schein-
baren Widerspruch nachgedacht, als das Nachrichtenmagazin
„Time" die Titelgeschichte „Warum Training Sie nicht schlank
macht" veröffentlichte.[11] Die Kernaussage lautete: Es ist toll, dass
Sie ins Fitnessstudio gehen, doch wenn Sie ausgehungert wieder

herauskommen und sich auf dem Weg nach Hause den Bauch voll-
schlagen, werden Sie trotzdem zunehmen – so einfach ist das.

Doch ist das wirklich so? Warum berücksichtigen so viele beliebte Fitnessprogramme diesen Punkt nicht? Schalten Sie den Fernseher ein und sehen Sie sich all die aktuellen Fitness-Dauerwerbesendungen an: Haben Sie jemals versucht, mit diesen militärisch
anmutenden Ausbildern zu trainieren, die Ihnen Anweisungen
zurufen und nahezu unmögliche Übungen mit einem nahezu un-
möglichen Intensitätsniveau von Ihnen verlangen, ohne das Verletzungsrisiko zu berücksichtigen? Viele dieser Programme sind
deutlich zu schwierig und deutlich zu intensiv – der Wahnsinn
hat einfach keine Methode. Ich selbst bin in Bestform und kann
trotzdem die meisten dieser Übungen nicht machen! Warum gibt
es ein Programm, das auf Klimmzügen basiert, wenn nur ein win-
ziger Prozentsatz der Bevölkerung in der Lage ist, diese äußerst an-
spruchsvolle Übung für Fortgeschrittene umzusetzen?

Viel zu oft hat diese radikale Herangehensweise an das Training – Ausbildungslager, Triathlon-Training, Furcht einflößende
DVD-Programme, die wie Marschflugkörper klingen – andere,
unerwünschte Konsequenzen. Sie kann zu einer Zunahme der
Sportverletzungen führen, zu Rückenproblemen und Sehnenschei-
denentzündungen, die den Menschen für lange Zeit daran hindern, sich sportlich zu betätigen. Unsere neue (und immer weiter
zunehmende) Leidenschaft für Marathons, Triathlons und andere
solcher extremen Ausdauersportarten kann ernste negative Auswirkungen auf unseren Körper haben und strukturelle Veränderungen unseres Herzens und der großen Arterien mit sich bringen,
wie eine neue Studie beweist.[12]

Es ist kein Schauermärchen, dass die Besuche in der Notaufnahme nach dem Krafttraining von 1990 bis 2007 um fast 50 Prozent
zugenommen haben.[13] Wir treiben es zu weit, und dafür gibt es
keinen guten Grund.

Sie lassen uns zu wenig trainieren

Die Kehrseite der Tendenz, übermäßig zu trainieren, ist allerdings, dass die meisten von uns *zu wenig* Sport treiben – selbst jene von uns, die jeden Abend nach der Arbeit einen tollen Spinning-Kurs besuchen. Das klingt wie ein Widerspruch? Ist es aber nicht. Der regelmäßige Besuch des Fitnessstudios kann in keiner Weise einen Lebensstil kompensieren, der ansonsten aus sitzenden Tätigkeiten besteht. Und für deutlich zu viele von uns ist das Sitzen die Norm. Dank Internet, Mobiltelefonen und all den anderen technischen Geräten, die unseren Alltag prägen, können die meisten ihren Arbeitstag verbringen, ohne auch nur ein einziges Mal vom Schreibtisch aufstehen zu müssen. Wir können unsere Kleidung und sogar unsere Lebensmittel kaufen, ohne auch nur einen einzigen Schritt tun zu müssen. Dieser technologische Fortschritt hat unsere Arbeit effizienter gestaltet, doch was tut er unserem Körper an?

Wenn wir überallhin fahren und ansonsten den ganzen Tag am Schreibtisch sitzen, schließlich nach Hause kommen und den Abend auf der Couch verbringen, dann werden wir zunehmen. Punkt. Das ist wirklich so einfach. Vor Kurzem hat eine finnische Studie ergeben, dass regelmäßiges Training wichtig für die Gesundheit ist, aber lange Phasen der körperlichen Untätigkeit gefährlich sein können – *selbst wenn die Person auch Sport treibt.*[14] Und einer neuen Studie im „Lancet" zufolge kann mangelnde Bewegung ebenso gesundheitsschädlich sein wie Rauchen, das tatsächlich für einen von zehn frühen Todesfällen verantwortlich ist: Im Jahr 2008 wurden 5,3 Millionen von 57 Millionen Todesfällen durch Herzerkrankungen und Diabetes verursacht.[15]

Die meisten Diätprogramme berücksichtigen nicht die Bedeutung der regelmäßigen Bewegung bei der Aufrechterhaltung eines gesunden Gewichts. Wenn Sie sich halb zu Tode hungern, haben Sie selten die Energie, sich zu bewegen; und wenn Sie sich nicht bewegen, bauen

Sie schnell magere Muskelmasse ab, was wiederum dazu führt, dass Ihr restlicher Stoffwechsel heruntergefahren wird, wodurch es für Ihren Körper schwieriger wird, Gewicht zu verlieren. Im Ernst: Sich kontinuierlich fit zu halten, geschweige denn die tägliche Hausarbeit zu verrichten, wenn Sie zwei Wochen lang fast nichts gegessen haben, wird nicht funktionieren.

Auch hier gilt wieder, dass das Internet und unsere Konsumgesellschaft in dieser Hinsicht nicht gerade hilfreich sind. Viel zu viele Menschen tappen in die Falle, lächerliche Fitnessprodukte, die im Fernsehen oder in der rechten Spalte des Browsers beworben werden, zu kaufen: Sie wissen schon – dieser Bauchgurt mit Elektrostimulation oder dumme Geräte wie den sogenannten „Shake Weight" oder den „Spin Gym". Es tut mir leid, aber die einzigen Kalorien, die Sie mit diesem Nepp verbrennen werden, sind jene, die Sie durch das Eintippen Ihrer Kreditkartennummer verbrauchen – und durch den beschleunigten Puls, wenn Sie erkennen, dass Sie für diesen Schrott auch noch Geld ausgegeben haben!

Die Waage zeigt nicht schnell genug einen Erfolg an

Dies ist ein wichtiger Punkt, und er ist für mich am schwierigsten anzuerkennen. Ich habe lange Zeit dagegen angekämpft und immer wieder gesagt, dass es deutlich besser ist, zwanzig Wochen lang pro Woche nur ein halbes Pfund abzunehmen, als innerhalb einer Woche zehn Pfund zu verlieren. Als ich vor zehn Jahren nach Los Angeles zog, begann ich festzustellen, wie verzweifelt die Leute versuchten, *auf der Stelle* Gewicht zu verlieren, quasi in Nullkommanichts. Wenn ich mit Vernunft und Logik nicht gegen ihr Gefühl von Dringlichkeit ankam, würde ich diese Kunden verlieren, weil sie dann stattdessen die neuesten „Übernacht-Körperverwandlungsprogramme" ausprobieren würden. Ich sah noch mehr dieser Verzweiflung, als ich in der Talkshow „The Revolution" mit übergewichtigen Frauen zu arbeiten begann. Und wie gesagt: Ich sah auch die Kehrseite dieser Verzweiflung – denn diejenigen, die sofort das meiste Gewicht verloren, hielten das Programm auch am ehesten durch, selbst als die Sendung vorüber war.

Seitdem habe ich das Ausmaß der Frustration akzeptiert, wenn die Menschen zu langsam Fortschritte machen. Man nimmt große Opfer in Kauf, um seinen Körper zu verbessern, doch die Zahl auf der Waage verändert sich einfach nicht. Ja, dann werden Sie sich unweigerlich entmutigt fühlen, und Sie haben alles Recht dazu, frustriert zu sein – nicht nur im Hinblick auf Ihren Körper, sondern auch in Bezug auf diese dumme Diät, die Sie grundlos leiden lässt. Worin besteht der Sinn, sich alle Lebensmittel zu versagen, die Sie so gern essen, wenn Sie dafür nicht belohnt werden?

Die Antwort lautet: *Das hat keinen Sinn. Sie können* den Körper haben, den Sie sich wünschen und den Sie verdienen, ohne dafür durch die Hölle gehen zu müssen. Ich werde Ihnen zeigen, wie das geht.

„Es gibt zwei Hauptgründe, warum ich bei anderen Diäten gescheitert bin: Zum Ersten fühlten sie sich für mich wie Arbeit an und zum Zweiten schien ich immer auf die Lebensmittel verzichten zu müssen, die ich wirklich mochte. Bei Harleys Programm fühlte ich mich immer zufrieden/satt.

Ich hatte nie das Gefühl, an eine Diät gefesselt zu sein, sondern hatte einfach nur die Art geändert, wie ich aß. Harley brachte mir bei, wie ich meine Nahrungsmittel deutlich cleverer auswählen kann, und seitdem fühle ich nicht mehr diese schreckliche Schuld bei jeder Mahlzeit. Mit seinen einfachen Änderungen meines Lebensstils begannen die Pfunde zu purzeln!"

– Angela Patrick, verlor acht Pfund in 15 Tagen

1.) International Food Information Council (IFIC) Foundation (23. Mai 2012), „Americans find doing their own taxes simpler than improving diet and health", ScienceDaily.

2.) Melinda M. Manore, „Dietary supplements for improving body composition and reducing body weight: Where is the evidence?", International Journal of Sport Nutrition and Exercise Metabolism (2012).

3.) http://news.yahoo.com/body-building-diet-supplements-linked-liverdamage-study-160414178.html.

4.) Zerbe, Leah, „Alli weight-loss pills investigated amidst liver damage cases", http://www.rodale.com/alli-liver-damage.

5.) „10 Diets That Help You Lose Pounds—and Money", Forbes, 10. Oktober 2006.

6.) Stuart Wolpert, „Dieting Does Not Work, UCLA Researchers Report", UCLA Newsroom, 3. April 2007.

7.) Eryn Brown, „It's Not Just How Many Calories, but What Kind, Study Finds", Los Angeles Times, 27. Juni 2012.

8.) Cara B. Ebbeling et al., „Effects of dietary composition on energy expenditure during weight-loss maintenance", JAMA, 27. Juni 2012, doi: 10.1001/jama.2012.6607.

9.) Gary Taubes, „Why We Get Fat", Anchor Books, New York, 2010, 47.

10.) Ebenda.

11.) John Cloud, „Why Exercise Won't Make You Thin", Time, 9. August 2009.

12.) James H. O'Keefe et al., „Potential adverse cardiovascular effects from excessive endurance exercise", Mayo Clinic Proceedings 87, Nr. 6 (Juni 2012), doi: 10.1016/j.mayocp.2012.04.005.

13.) Zachary Kerr et al., „Epidemiology of weight training-related injuries presenting to United States emergency departments, 1990 to 2007", American Journal of Sports Medicine 38, Nr. 4 (April 2010): 765–71.

14.) T. Finni et al., „Exercise for fitness does not decrease the muscular inactivity time during normal daily life", Scandinavian Journal of Medicine & Science in Sports (2012), doi: 10.1111/j.1600-0838.2012.01456.x.

15.) Nick Triggle, „Inactivity ‚Killing as Many as Smoking'", BBC News, 17. Juli 2012.

KAPITEL

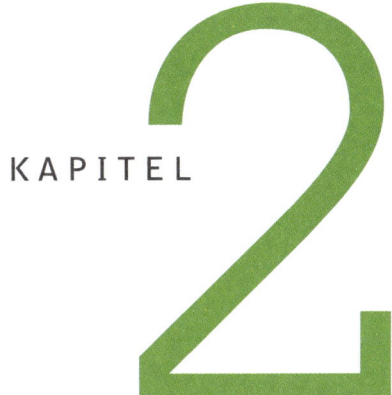

2

Warum die Pasternak-Diät funktioniert

Gibt es überhaupt eine Diät, die für unseren Körper wirklich gut ist? Die mit dem Stoffwechsel unseres Körpers arbeitet statt dagegen, die unseren Appetit stillt und unsere Geschmacksknospen zufriedenstellt, die mit unserem übervollen Terminkalender zu vereinbaren ist und außerdem erstaunlich schnell nachhaltige Ergebnisse erbringt? Gibt es eine Möglichkeit, schnell Gewicht zu verlieren, ohne eine Fahrt in die Notaufnahme zu riskieren oder die Gefahr einzugehen, im Anschluss an die Diät noch dicker zu werden als zuvor?

Ja, ja und nochmals ja. Ich habe die Pasternak-Diät speziell entwickelt, um Ihnen zu helfen, wo alle anderen Diäten Sie im Stich
lassen. Vertrauen Sie mir: Sie müssen *nicht* Ihre Gesundheit opfern,
Ihr gesamtes Leben auf Eis legen oder Ihr Bankkonto leeren, um
endlich den Körper zu bekommen, den Sie sich schon immer gewünscht haben. Sie können köstliche Speisen genießen, müssen
nur wenige Minuten pro Tag trainieren, haben eine Menge Energie und fühlen sich besser als jemals zuvor, während die Pfunde
purzeln.

Mein Programm unterscheidet sich grundlegend von allem, was Sie
jemals ausprobiert haben – und es ist deutlich wirkungsvoller. Es wird
Ihnen helfen, sofort abzunehmen und Ihr niedrigeres Gewicht dann
in den kommenden Jahren zu halten. Folgen Sie mir einfach in den
nächsten zwei Wochen, und ich verspreche Ihnen, dass Ihre Freunde
Sie nicht mehr wiedererkennen werden, wenn alles vorbei ist. Vielleicht erkennen Sie sich sogar selbst nicht mehr wieder!

Was auch immer Sie dazu gebracht hat, dieses Buch zur Hand
zu nehmen: Die Pasternak-Diät wird die Art revolutionieren, wie
Sie über das Diäthalten denken – und sie wird auch Ihren Körper
revolutionieren. Sie werden

- schnell und sicher Fett abbauen,
- einen großen Energieschub erleben,
- eine allgemein verbesserte Gesundheit genießen,
- sich so hervorragend fühlen, wie Sie aussehen.

Ja, ich betone es noch einmal: Wenn diese zwei Wochen vorbei
sind, werden Sie sich deutlich besser fühlen und auch so aussehen.
Um dies zu erreichen, müssen Sie keine einzige Sekunde leiden. Sie
werden schnell lernen, dass Abnehmen keine Strafe ist.

Sie werden außerdem das gesunde Mittelmaß beim Training finden – ein Bestandteil des gesunden Lebens, den die meisten Diäten

entweder vollkommen ignorieren oder in gefährlicher Weise über-
betonen. Bei der Pasternak-Diät werden Sie die Bedeutung von kon-
stanter Bewegung im Laufe des Tages für Ihre optimale Gesundheit
kennenlernen. Es ist *deutlich* besser, sich regelmäßig zu bewegen, als
ein radikales Sportprogramm in Angriff zu nehmen, das Sie möglicherweise vor Ablauf eines Jahres in die Praxis eines Orthopäden
führen wird.

Im Gegensatz zu anderen Diätplänen werden Sie sich bei jedem
Schritt um Ihren Körper kümmern. Das Geheimnis der Pasternak-
Diät besteht darin, dass sie einen schnellen Gewichtsverlust in
Gang bringt, ohne Ihnen wichtige Nährstoffe vorzuenthalten oder
Lebensqualität zu nehmen. Von Anfang an werden Sie alle Nähr-
stoffe bekommen, die Ihr Körper benötigt.

Es wird keine Versuche geben, Sie schlank zu hungern: Mehrere
Studien haben gezeigt, dass solche Bemühungen ohnehin zwangsläufig nach hinten losgehen. Fünfmal pro Tag nehmen Sie ebenso leckere wie satt machende Lebensmittel zu sich. Selbst in den
ersten fünf Tagen werden Sie keinen Hunger verspüren, weil Sie
tagsüber regelmäßig eine große Menge an Nahrung aufnehmen.
Diese wird außerdem äußerst nährstoffreich sein, und Ihr Körper
wird jede Kalorie nutzen, die Sie zu sich nehmen.

Bei der Pasternak-Diät können Sie einen raschen Gewichtsverlust
schon innerhalb der ersten fünf Tage erwarten. Das liegt sowohl daran, dass der Stoffwechsel angekurbelt wird, als auch daran, dass die
Kalorienaufnahme reduziert wird. Andere Diäten hingegen enthalten
den Menschen auf Kosten ihres Stoffwechsels verschiedene Nährstoffe vor. Wenn Sie den berühmten Jo-Jo-Effekt der meisten Diäten
vermeiden wollen, dürfen Sie sich nicht auf diese kontraproduktive
Mangelmethode einlassen.

Es ist essenziell, zu verstehen, dass wir nicht abnehmen, indem
wir uns Nahrung versagen, sondern indem wir rund um die Uhr
kleine Mahlzeiten zu uns nehmen. Was auch immer Sie gelernt

Viele kleine oder wenige große Mengen?

Lediglich drei Mahlzeiten pro Tag zu sich zu nehmen (oder sogar nur zwei, falls Sie das Frühstück auslassen), ist nicht gut für Ihren Blutzuckerspiegel. Forscher der Universität Toronto haben in einer Studie den Cholesterin- und den Insulinwert von Personen, die drei große Mahlzeiten am Tag aßen, den Werten von Personen gegenübergestellt, die 17 Mahlzeiten knabberten.[1] Das Knabbern oder Grasen – also das Essen mehrerer kleiner Mahlzeiten – führte zu einem niedrigeren Insulinwert. Dieser ist der Schlüssel zu jedem erfolgreichen Plan zur Gewichtsreduktion und liegt als Prinzip all meinen Ernährungsplänen zugrunde. Mehrere Untersuchungen unterstützen die Bedeutung des Grasens gegenüber der selteneren Aufnahme großer Nahrungsmengen für die Stabilisierung unseres Stoffwechsels und die Steigerung der Fähigkeiten zur Fettverbrennung. Eine dieser Studien stammt aus Spanien und fand zudem heraus, dass Jugendliche, die öfter als viermal pro Tag aßen, unabhängig vom Trainingsverhalten tendenziell weniger dick waren.[2]

haben mögen: Der einfachste Weg, Gewicht zu verlieren, besteht darin, häufiger zu essen, nicht weniger.

Denn wenn wir wirklich sehr hungrig sind und dann große Portionen essen, fällt und steigt unser Insulinniveau sehr viel stärker, was unseren Körper dazu bringt, Nahrung in Form von Fett zu speichern. Das Gleiche passiert, wenn wir in bester Absicht den Gesamtzusammenhang aus den Augen und damit auch die Kontrolle verlieren. Dann essen wir mehr als beabsichtigt – und natürlich auch mehr, als wir brauchen.

Um Ihren Stoffwechsel effizienter denn je zu machen, müssen Sie sich angewöhnen, zu grasen statt sich vollzufressen. Indem Sie bei der Pasternak-Diät fünfmal am Tag essen, arbeitet Ihr Stoffwechsel auf vollen Touren. Das bedeutet, Sie verbrennen mehr Kalorien und bauen mehr Fett ab – und zwar rund um die Uhr, ja, auch im Schlaf! Und all das, ohne Ihren Körper zu verwirren.

Die Pasternak-Diät wird Ihnen beibringen, wie Sie Ihren Blutzuckerwert konstant halten und nie gefährliche Energietiefs erleben, die zu Fressanfällen, allgemeiner Erschöpfung und Verzweiflung führen. Wenn Sie regelmäßig essen, hilft Ihnen das, Ihren Appetit zu zügeln und Gelüste zu kontrollieren. Die große Menge an Obst und Gemüse, die Sie zu sich nehmen werden, wird Sie mit biologisch verfügbaren Nährstoffen überfluten, die das wahre Potenzial Ihres Stoffwechsels enthüllen.

Doch der möglicherweise größte Unterschied zwischen der Pasternak-Diät und den anderen Modediäten besteht vielleicht darin, dass mein Programm langfristig angelegt ist – nicht nur als Wegweiser für die ersten zwei Wochen, sondern für den Rest Ihres Lebens.

Sind Sie bereit, mit der einfachsten und lohnendsten Diät zu beginnen, die Sie jemals gemacht haben?

Was erwartet Sie bei der Pasternak-Diät?

Das Programm der Pasternak-Diät dauert lediglich 15 Tage, die in drei verschiedene fünftägige Phasen unterteilt sind. Nach Ablauf der 15 Tage werden Sie beeindruckt sein, wie sehr sich Ihr Körper – und Ihre ganze Einstellung zum Thema Ernährung und Training – verändert hat.

Warum Diäten scheitern	Die Lösung der Pasternak-Diät
Bei der Anzeige der Waage ändert sich zu wenig.	In der ersten Phase der Pasternak-Diät können Sie einen raschen Gewichtsverlust erwarten. Sie fühlen sich den ganzen Tag über gesättigt und motiviert, an dem Programm festzuhalten.
Sie unterstützen die falsche Annahme, dass alle Kalorien gleich sind.	Die Pasternak-Diät erklärt, welche Lebensmittel verzehrt werden sollen und WARUM. Wenn Sie die Bedeutung einer eiweiß- und ballaststoffreichen Ernährung verstehen, sind Sie in der Lage, klügere Ernährungsentscheidungen zu treffen.
Sie nehmen VIEL zu viel Zeit in Anspruch.	Rohe oder tiefgefrorene Zutaten in einen Mixer füllen – einfacher geht es nicht. Das ist schneller (und deutlich preiswerter), als einen Lieferservice zu bestellen oder auswärts zu essen.
Durch die empfohlene extreme Kalorienreduktion sind Sie halb verhungert.	Bei der Pasternak-Diät nehmen Sie täglich drei Mahlzeiten und zwei Snacks zu sich, die aus Eiweiß und Ballaststoffen bestehen und adäquate Kalorien sowie alle nötigen Nährstoffe liefern, die Sie brauchen.
Sie fordern zu viele Veränderungen auf einmal.	Die Pasternak-Diät ist einfach anzuwenden und einfach umzusetzen. Die Veränderungen werden allmählich eingeführt.
Sie führen dazu, dass Sie aufgrund der begrenzten Auswahl an Lebensmitteln dieser bald überdrüssig sind, oder erfordern exotische, schwer erhältliche Zutaten.	Die Pasternak-Diät liefert eine Vielzahl an leckeren, satt machenden Rezepten für Speisen, die man gerne zubereitet und isst. Sie basiert auf Lebensmitteln, die in jedem Supermarkt erhältlich sind.
Sie kosten zu viel.	Wenn Sie mit dem Mixen beginnen, werden Sie bei dieser Diät viel Geld sparen, indem Sie Produkte der Saison und/oder tiefgefrorene Zutaten kaufen. Außerdem sparen Sie, indem Sie nicht mehr so oft in Restaurants essen.

Sie werden

- weniger Zeit und Geld als jemals zuvor für Lebensmittel aufwenden,
- mehr Obst und Gemüse essen denn je – ohne es auch nur zu bemerken (und glauben Sie mir: Das sagt Ihnen jemand, der Gemüse hasst),
- Ihren Stoffwechsel dazu bringen, rund um die Uhr zu arbeiten,
- Ihrem Körper Zugang zu mehr Fett verbrennenden, nutzbaren Nährstoffen verschaffen als je zuvor,
- den ganzen Tag über ununterbrochen Fett verbrennen (selbst im Schlaf), ohne auch nur einen Fuß in ein Fitnessstudio zu setzen,
- Ihren Körper mit nur wenigen Minuten Training pro Tag und ohne erforderliche Geräte formen.

Was können Sie bei der Pasternak-Diät lernen?

Dieser Plan ist nicht nur auf die nächsten 15 Tage begrenzt. Ein großer Teil davon beschäftigt sich damit, Sie über Gesundheit und Fitness zu informieren, damit Sie wissen, warum Sie sich auf diese Weise bewegen und ernähren sollen. Je mehr Sie davon heute verstehen, desto besser können Sie morgen leben. Ich möchte, dass Sie dank dieses Buches nicht nur einen tollen Körper bekommen, sondern noch mehr mitnehmen! Sie werden Folgendes lernen:

Wie Sie die richtigen Ernährungsentscheidungen treffen. Ich möchte, dass Sie nicht nur erfahren, woraus Ihre Mahlzeiten bestehen, sondern auch, warum Sie diese bestimmten Zutaten in jener besonderen Kombination zu sich nehmen. Warum ist es so wichtig, bei jedem Essen Ballaststoffe aufzunehmen? Warum ist eine Mahlzeit ohne Eiweiß und Ballaststoffe keine Mahlzeit? Warum sind Menschen, die regelmäßig Obst und Gemüse essen, so viel schlanker als jene, die es nicht tun? Wenn Sie den Unterschied zwischen guten und schlechten Fetten sowie zwischen einfachen und komplexen Kohlenhydraten verstehen, werden Sie in der Lage sein, für den Rest Ihres Lebens die richtigen Ernährungsentscheidungen zu treffen.

Wie Sie Ihren Tag strukturieren. Statt unterwegs zu essen oder schnell ein Mittagessen aus dem Automaten zu holen, wenn Sie die ersten Anzeichen von Hunger verspüren (oder Langeweile haben beziehungsweise sich nicht konzentrieren können), werden Sie lernen, die Zeiten, zu denen Sie essen, im Voraus zu planen und aus Ihren Mahlzeiten ein Ritual zu machen, sodass Sie sie wirklich genießen können. Und Sie werden es kaum glauben: Indem Sie Ihre Mahlzeiten im Voraus planen, werden Sie außerdem Zeit und Geld sparen. Es ist weniger wahrscheinlich, dass Ihnen die wichtigsten Zutaten ausgehen und dass Sie in letzter Minute überteuertes, fettes Essen zum Mitnehmen kaufen, weil Sie keine Idee haben, was Sie abends kochen könnten. Da Sie das Lebensmittelgeschäft mit einer Liste in der Hand betreten, sind Sie weniger versucht, Ihren Einkaufswagen mit ungesunden Spontankäufen zu füllen.

Wie Sie ein effizienterer Esser werden. Auf die Kalorien kommt es an. Bauen Sie Ihre Ernährung auf nährstoffreichen, voluminösen Lebensmitteln auf, sodass Ihr Körper sich daran gewöhnt, aus weniger mehr herauszuholen. Ein Mixer ist eine der besten Methoden, die biologische Verfügbarkeit von Zutaten zu maximieren; dies ist einer der Gründe, warum er für die Pasternak-Diät so entscheidend ist. Außerdem ist er eine der einfachsten Methoden, Nahrungsmittel zuzubereiten.

Was vielleicht am entscheidendsten ist: Ich möchte Ihnen klar-machen, dass *Sie nicht leiden müssen, um abzunehmen!*

Wie gesagt: Vergessen Sie alles, was Ihnen erzählt worden ist. Ge-wichtsverlust sollte keine Form der Bestrafung sein. Er ist Ihre Beloh-nung für harte Arbeit und die richtigen Entscheidungen. Es ist wirk-lich tragisch, dass wir bei unserem wahrhaft apokalyptischen Kampf, Pfunde zu verlieren, Lebensmittel als unseren Feind betrachten. Ver-gessen Sie das! Nahrung ist eines der größten Vergnügen des Lebens. Sie können gut essen und trotzdem abnehmen; tatsächlich ist gutes Essen der einzige Weg, um Gewicht zu verlieren. Vergessen wir also alles, was wir über lästige „Diätkost" wissen, und holen wir die Freude am Essen zurück.

Das Leben ist schon schwierig genug. Ihre Diät sollte einfach sein – und Spaß machen.

1.) D. J. Jenkins et al., „Effect of nibbling versus gorging on cardiovascular risk factors: Serum uric acid and blood lipids", Metabolism 44, Nr. 4 (April 1995): 549–55.

2.) Sonia Gómez-Martínez et al., „Eating habits and total abdominal fat in Spanish adolescents: Influence of physical activity", Journal of Adolescent Health 50 (2012): 403.

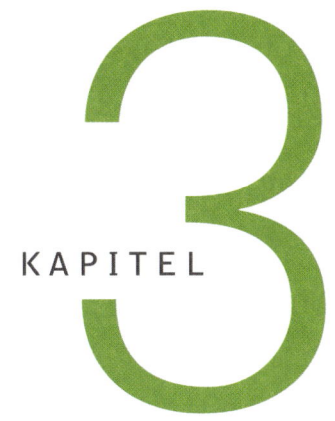

KAPITEL 3

Warum mixen?

Bevor wir uns mit den praktischen Details der drei Phasen beschäftigen, geht es um das wichtigste Hilfsmittel, das Sie benötigen, um loslegen zu können: einen Mixer. Die meisten von uns haben bereits einen zu Hause – doch wofür verwenden wir ihn? Vielleicht alle paar Monate für die Zubereitung eines Milchmixgetränks oder eines Margarita-Cocktails mit Eis, wenn es draußen heiß ist.

Aber wissen Sie was? Dieses unterschätzte Küchengerät kann ein unerlässlicher Bestandteil auf Ihrem Weg zurück zu Wohlbefinden (und Attraktivität) sein. Lernen Sie, Ihren Mixer zu lieben, und Ihr Körper wird es Ihnen danken. Mixen ist eine der schnellsten und bequemsten Möglichkeiten, um Nahrung zuzubereiten. Das kann jeder, und es ist mit jedem Terminkalender vereinbar. Sie müssen keine Eieruhr stellen oder Wasser zum Kochen bringen, es muss nichts in feine Streifen geschnitten oder aufgetaut werden. Bei einem Mixer füllen Sie einfach alles in das Gefäß, drücken auf „Start" und beachten meine Richtlinien zur Herstellung eines Smoothies. So können Sie innerhalb von weniger als 90 Sekunden eine ganze Mahlzeit zubereiten.

Mit einem Mixer haben Sie Zugriff auf ein breites Spektrum an Zutaten, die gut für Sie sind: Die verschiedensten Sorten gesunder Nahrungsmittel werden für Sie verfügbar gemacht. Mixen macht das Einschüchternde einfach: Mithilfe eines guten Mixers bereitet es keinerlei Mühe, mehr Obst und Gemüse in Ihren Ernährungsplan zu integrieren, als Sie je für möglich gehalten haben. Mixer sind auch gut geeignet, um Geschmacksrichtungen zu verstecken, die Sie vielleicht nicht so gern mögen. So kann es zum Beispiel sein, dass Sie Spinat nicht besonders gern essen (das kann ich gut verstehen, denn ich bin auch kein großer Freund von Spinat), aber wie wäre es, wenn Sie ihn zusammen mit ein paar Birnen und Trauben mixen? Dann können Sie dieses grüne Blattgemüse noch nicht einmal mehr erkennen, und der Geschmack des Obstes steht ihm Vordergrund.

Was am besten ist: Ihr Körper kann diese Zutaten in gemixter Form sofort nutzen, da Mixer die Lebensmittel in Moleküle zerlegen, die sehr effizient verstoffwechselt werden können und fertig *biologisch verfügbar* sind, also von Ihrem Körper so aufgenommen werden, dass er sie nutzen kann. Im Jahr 2008 hat eine Studie der Universität Toronto herausgefunden, dass bestimmte Mixer in der Lage sind, die Zellwandstruktur von Pflanzen zu zerstören und die Teilchengröße der Nahrung bedeutend zu reduzieren. So kann die Bioverfügbarkeit der wichtigen Nährstoffe in Obst und Gemüse verbessert werden. Auch wenn das nicht gerade das appetitlichste Beispiel ist: Bei einer Untersuchung mit Hähnchenlebern wurde gemessen, wie sich die Mixdauer auf die Bioverfügbarkeit von Nährstoffen auswirkte, insbesondere auf Eisen. Es stellte sich heraus, dass die Lebern, die sechs Minuten lang gemixt wurden, einen mehr als doppelt so hohen Eisengehalt aufwiesen wie die Hähnchenlebern, die nur 60 Sekunden im Mixer verarbeitet worden waren.

Mixen versus Entsaften

Möglicherweise fragen Sie sich: Wenn Mixen so toll ist, wäre Entsaften dann nicht noch besser? Entsaften dauert länger und kostet mehr

Auf ewig jung:
Obst und Gemüse

Wenn Sie viel Obst und Gemüse essen, profitiert Ihr ganzer Körper davon. Ihre Haut: Eine neue Studie lässt vermuten, dass rohes Gemüse Akne um bis zu 30 Prozent reduzieren kann. Ihr Immunsystem: Vitamin A, wie es in Karotten, Zuckermelonen und Kopfsalat vorkommt, ist dafür bekannt, dass es die Funktion des Immunsystems ankurbelt. Und ja: Obst und Gemüse fördern auch ewige Jugend und Schönheit: Frauen, die viele Vitamin-C-reiche Nahrungsmittel zu sich nehmen – wie Orangen oder Guaven –, haben weniger Falten als andere Frauen; das fand jüngst eine Untersuchung heraus, welche sich mit der Ernährung von mehr als 4000 Amerikanerinnen im Alter von 40 bis 74 Jahren beschäftigte.[1]

Den richtigen Mixer wählen

Erst in den 1930er-Jahren kamen die ersten kommerziellen Mixer auf den Markt. Doch die Idee eines Mischgetränks ist bereits Tausende von Jahren alt – wie man beispielsweise am indischen Lassi sieht, einer Mischung aus gemixtem Obst und Joghurt. Heutzutage sind Mixer echte Hightech-Geräte. Sie können nahezu alles pulverisieren, was in der Küche verwendet wird – von ganzen Nüssen und Sesamsamen bis hin zu Äpfeln und Karotten. Es gibt keine Grenzen.

Bei der Wahl des richtigen Mixers sollten Sie folgende Punkte beachten:

- Ein Minimum von 500 Watt, damit das Gerät stark genug ist, um auch härteres Obst und Gemüse oder Nüsse zu zerkleinern. Idealerweise hat ihr Mixer eine noch stärkere Leistung.
- Ein großes (spülmaschinenfestes) Gefäß, das Smoothies fasst, die als Ersatz für eine Mahlzeit gedacht sind. (Produkte wie Spinat sind voluminös.)
- Eine schwere Basis für gute Standfestigkeit.
- Eine leicht zu reinigende Form – also beispielsweise eine Einheit mit einem flachen Bedienfeld im Gegensatz zu zahlreichen Knöpfen, um die man herumwischen muss.
- Die Fähigkeit, Samen oder Kakaobohnen und Ähnliches zu mahlen. (Kaffeemühlen können das, doch Sie profitieren davon, wenn Ihr Mixer das auch kann.)
- Darüber hinaus, wenn auch kein Muss: Falls Ihr Mixer auch Eiswürfel zerkleinern kann, sind Sie in der Lage, mit Ihrem Mixer noch viel mehr herzustellen – wie zum Beispiel leckere Obst- oder Gemüsecocktails!

In Abhängigkeit von Ihrem Budget können Sie in einen teuren Mixer investieren (wie Vitamix oder Blendtec) oder einen aus dem großen Sortiment der preiswerten Produkte wählen. Mein eigener Mixer war sehr erschwinglich, insbesondere im Vergleich zu den Luxusmodellen, hat ein flaches Bedienfeld, spülmaschinenfeste Einzelteile und unterschiedlich große Gefäße für die verschiedensten Bedürfnisse. Sie können unter www.bodyresetdiet.com einen Blick darauf werfen.

Meine Smoothie-Rezepte können leicht an alle Arten von Mixern angepasst werden. Für welches Gerät Sie sich auch entscheiden: Ein guter Mixer ist eine lohnenswerte Langzeitinvestition in Ihre Gesundheit.

Geld, also ist es sicher gesünder, nicht wahr? Falsch, falsch und noch mal falsch. Entgegen der herkömmlichen Meinung ist das Entsaften dem Mixen *bei Weitem* unterlegen – und zwar nicht nur, weil Mixer deutlich leichter zu bedienen sind als Entsafter, die außerdem gar nicht so einfach auseinanderzunehmen und wieder zusammenzubauen sind. (Wer kann sich schon merken, wohin all diese Einzelteile gehören?)

Fürs Entsaften wird darüber hinaus sehr viel mehr Obst oder Gemüse benötigt, um die gleiche Menge an Flüssigkeit zu erhalten wie bei einem vergleichbaren gemixten Getränk – manchmal drei- bis fünfmal so viel. Das liegt daran, dass nur ein kleiner Teil der Frucht in das Endprodukt gelangt. Haben Sie jemals gesehen, wie viel in Saftbars weggeworfen wird? Alle faserhaltigen Bestandteile des Obstes oder Gemüses, die so viele Nährstoffe enthalten, werden gar nicht verwendet.

Bei gemixten Smoothies sind all diese Nährstoffe enthalten, und die gesamte Frucht wandert direkt in den Körper – einschließlich der hochwichtigen Ballaststoffe. Der Abfall, der beim Entsaften entsteht, ist aus finanzieller oder ökologischer Sicht kein Problem. Doch er nutzt Ihrem Körper auch nicht. Die ballaststoffreichen Bestandteile von Obst und Gemüse sind für den Körper nicht schlecht, sondern enthalten in der Tat die meisten Nährstoffe der gesamten Pflanze! Wie mein alter Lehrer Dr. Glynn Leyshon an der Universität Western Ontario einst scherzte: „Da die meisten Nährstoffe und fast alle Ballaststoffe in der Schale, den Samen und dem Fruchtfleisch enthalten sind, sollte man besser den saftigen Teil wegwerfen und den Rest trinken!" Das stimmt. Wenn alle Ballaststoffe entfernt worden sind, enthalten die meisten Säfte große und äußerst ungesunde Mengen an Zucker. Manche Säfte haben sogar einen höheren Zuckergehalt – und in einigen Fällen auch mehr Kalorien – als Limonadengetränke, und das will schon was heißen! Stellen Sie sich doch einmal vor, dass für ein Glas Orangensaft der Saft von etwa sechs Orangen gebraucht wird; und das Glas auszutrinken, macht deutlich weniger satt, als eine einzige Orange im Ganzen zu essen. Falls Sie mir nicht glauben, sollten Sie den Nährstoffgehalt eines Glases Orangensaft (132 Kalorien, 31 Gramm Kohlenhydrate, 0,4 Gramm Ballaststoffe, 25 Milligramm Kalzium und 64 Milligramm Vitamin C) mit dem einer Orange (82 Kalorien, 19 Gramm Kohlenhydrate, 4,5 Gramm Ballaststoffe, 82 Milligramm Kalzium und 102 Milligramm Vitamin C) vergleichen.

Apfelsaft im Vergleich zu einem gemixten Apfel

	Reiner Apfelsaft (475 ml)	Gemixter Apfel (475 ml)
Kalorien	240	120
Fett	0 g	0 g
Eiweiß	0 g	0,75 g
Zucker	57 g	19 g
Ballaststoffe	0 g	3 g
Kosten (ungefähr)	2,15 €	0,50 €

Von diesen beiden Alternativen ist die wesentlich gesündere Variante der gemixte Apfel – er enthält weniger Zucker, weniger Kalorien, mehr Eiweiß und mehr Ballaststoffe. Alle seine Nährstoffe bleiben erhalten, und weil Sie nichts wegwerfen, ist der gemixte Apfel mit Kosten von ungefähr 0,25 € für ein 240-ml-Glas außerdem die preiswertere Option.

Die wichtigen Ballaststoffe

Sehen wir uns die Gründe, warum Sie immer eher nach einem gemixten Apfel als nach einem entsafteten greifen sollten, einmal genauer an. Den wichtigsten Punkt kann man nicht genug betonen: Gemixtes enthält im Gegensatz zu Entsaftetem sowohl den Saft als auch das Fruchtfleisch und das Fruchtfleisch hat die allerwichtigsten Nahrungsbestandteile des Getränks zu bieten, nämlich Ballaststoffe. In seiner natürlichen Form enthält fast jedes Obst und Gemüse Ballaststoffe, doch wir essen nicht einmal annähernd genug Obst und Gemüse, und unsere Ernährung hält in einem erschreckenden Ausmaß zu wenige Ballaststoffe bereit. Die „American Dietetic Association" (Amerikanische Gesellschaft für Diätetik und Ernährung) empfiehlt für Frauen ein Minimum von 25 Gramm Ballaststoffen pro Tag und für Männer mindestens 30 Gramm. Doch die meisten Amerikaner nehmen lediglich etwa zehn Gramm pro Tag zu sich – ungefähr ein Drittel dessen, was empfohlen wird. Idealerweise würde ich Ihnen raten, 40 Gramm Ballaststoffe in Ihren täglichen Ernährungsplan zu integrieren.

Mehr Ballaststoffe führen zu einem größeren Gewichtsverlust – so einfach ist das. Ein überwältigender Großteil der Studien ergab, dass mehr Ballaststoffe zu einem ausgeprägteren Sättigungsgefühl führen und den Hunger dämpfen: Tatsächlich hat ein Hinzufügen von 14 Gramm Ballaststoffen pro Tag zu einer um zehn Prozent verringerten Kalorienaufnahme geführt und infolgedessen zu einem

Gewichtsverlust von ungefähr 1,9 Kilogramm in etwas weniger als vier Monaten.[2] Eine andere Studie zeigte Folgendes: Wenn Menschen die Aufnahme löslicher Ballaststoffe um zehn Gramm pro Tag steigerten, nahm ihr Bauchfett innerhalb von fünf Jahren um 3,7 Prozent ab, während noch eine andere Untersuchung ergab, dass lösliche Ballaststoffe das Immunsystem stärken können.[3]

Von nun an werden Sie also den ganzen Tag über Ballaststoffe essen – tatsächlich bei jeder der fünf Mahlzeiten, die Sie pro Tag zu sich nehmen. Ja, möglicherweise werden Sie feststellen, dass Sie öfter auf die Toilette müssen als sonst, vor allem zu Anfang; aber das ist *gut*. Je länger die Nahrung in Ihrem Dickdarm bleibt, desto stärker vermischt sie sich mit Ihrem Blutzucker (und wird schließlich zu Fett verarbeitet). Ballaststoffe helfen, den Müll aus dem Darm zu befördern, der unserem Körper nicht guttut.

Was sind Ballaststoffe?

Es gibt zwei verschiedene Arten von Ballaststoffen: lösliche (die in Wasser aufquellen und vom Körper abgebaut werden können) und nicht lösliche (die nahezu unverändert durch den Körper hindurchgeleitet werden und dabei den Verdauungsprozess unterstützen). Sowohl die löslichen Ballaststoffe (wie in Samen, Haferkleie, Linsen und Äpfeln) als auch die nicht löslichen (wie in Vollkorn, Gemüse und Bohnen) sind absolut unerlässlich zur Aufrechterhaltung einer guten Verdauung sowie zur Bekämpfung einer ganzen Bandbreite von Krankheiten.

Ballaststoffe haben zahlreiche gesundheitliche Vorteile und sind besonders wichtig, wenn es ums Abnehmen geht: Ballaststoffe führen dazu, dass wir uns länger satt fühlen, und drosseln damit unseren Appetit. Wenn Sie ein Glas Fruchtsaft trinken (der keine Ballaststoffe enthält), steigt Ihr Blutzuckerspiegel an und sinkt danach wieder ab.

Flüssige Energie

Verschiedene Studien haben gezeigt, dass flüssige Mahlzeiten satter machen können als feste Nahrung. Die Pasternak-Diät nutzt diese Erkenntnis und bringt mit einer Kombination aus Smoothies und einer großen Zufuhr anderer Flüssigkeiten beeindruckende Gewichtsreduktionserfolge zustande. Eine Untersuchung hat bewiesen, dass Teilnehmer, die als Vorspeise eine Suppe gegessen hatten, insgesamt während der Mahlzeit (Suppe und Hauptgang) weniger Kalorien zu sich nahmen – und zwar beeindruckende 20 Prozent weniger – als jene Teilnehmer, die keine Suppe gegessen hatten. Das ist ein Grund dafür, dass Sie zusätzlich zu den Smoothies so viel Wasser trinken sollen: Eine große Menge Flüssigkeit hält Ihren Körper entgiftet und füllt Ihren Magen.

Das Ergebnis: Eine halbe Stunde später haben Sie schon wieder Lust auf ein Glas Saft – eine endlose Zufuhr weiterer Kalorien. Das ist bei ballaststoffreichen Mixgetränken nicht der Fall. Insbesondere lösliche Ballaststoffe verlangsamen die Aufnahme von Zucker, sodass das Insulinniveau stabiler bleibt und die großen Schwankungen vermieden werden, die uns so heißhungrig machen und zu solch verheerenden Fressattacken führen. Ballaststoffe in Getränken können dafür sorgen, dass Sie sich satter fühlen als sonst, da ballaststoffreiche Kost sich im Magen weiter ausdehnt, wie eine neue Studie zeigt.[4] Je mehr Ballaststoffe in der Nahrung sind, desto weniger groß wird Ihr Bedürfnis sein, sich den Bauch vollzuschlagen: Im Jahr 2009 ergab eine Studie, dass Menschen, die vor dem Mittagessen einen Apfel aßen, 15 Prozent weniger Kalorien zu sich nahmen als jene, die Apfelkompott zu sich nahmen oder Apfelsaft tranken.[5]

Weitere Fakten über Ballaststoffe

Ballaststoffe verlängern Ihr Leben. Als das US-amerikanische Krebsforschungsinstitut und die US-amerikanische Pensionistenvereinigung (AARP) die Aufnahme von Ballaststoffen im Vergleich zur gesamten Sterblichkeit sowie zu Todesfällen aufgrund bestimmter Ursachen untersuchten, fanden sie heraus, dass sowohl Männer als auch Frauen mit der höchsten Aufnahme an Ballaststoffen, insbesondere aus Vollkorn beziehungsweise Schrot, ein bedeutend geringeres Sterberisiko hatten.

Ballaststoffe bekämpfen Krankheiten. Kürzlich ergab eine Studie, dass ein Speiseplan, der reich an löslichen Ballaststoffen ist, helfen kann, die Entzündung zu reduzieren, die zu mit Fettleibigkeit verwandten Krankheiten wie Diabetes oder Herzerkrankungen führen kann. Dieselbe Studie zeigte, dass Ballaststoffe helfen können, das Immunsystem zu stärken.[6]

Ballaststoffe halten Ihren Darm sauber. Ballaststoffe sind möglicherweise die wichtigsten Nahrungsbestandteile, um den Darm gesund zu erhalten. Sie erweitern Ihren Speiseplan und helfen, Verstopfung und alle damit verbundenen Unannehmlichkeiten zu vermeiden.

Da Ballaststoffe uns so viel länger satt machen, neigen wir dazu, weniger zu essen und im Laufe der Zeit Gewicht zu verlieren. Jüngst zeigte eine Untersuchung, dass der Verzehr von Ballaststoffen tatsächlich den Gewichtsverlust verdreifachen und das Risiko, an Diabetes zu erkranken, um 62 Prozent senken kann, während einer Studie des US-amerikanischen Landwirtschaftsministeriums zufolge der Verzehr von 36 Gramm Ballaststoffen pro Tag Ihren Körper daran hindern kann, 130 Kalorien pro Tag mehr aufzunehmen.[7] Ballaststoffreiche Lebensmittel haben außerdem tendenziell weniger Kalorien, während kalorienreiche Nahrung eher wenige Ballaststoffe enthält. Wenn Sie Ballaststoffe ins Zentrum Ihres Speiseplans stellen, ist das eine der besten Möglichkeiten, Ihren Appetit zu kontrollieren und mehr aus jeder Kalorie herauszuholen. Wenn Sie meine Smoothies trinken, werden Sie sofort feststellen, dass Sie sich danach *nicht* hungrig fühlen – nicht fünf Minuten später und auch nicht zwei Stunden danach. Das liegt insbesondere an den großen Mengen Ballaststoffen, die Sie zu sich nehmen.

1.) „Superfruits" in Prevention: The Indian Edition, 27. Mai 2008.

2.) N. C. Howarth, E. Saltzman und S. B. Roberts, „Dietary fiber and weight regulation", Nutrition Reviews 59, Nr. 5 (Mai 2001): 129–39.

3.) „Soluble fiber helps reduce visceral fat. An apple a day, along with a cup of beans, could help reduce the dangerous fat that lies deep in the abdomen and surrounds vital organs", Duke Medical Health News 10 (17. Oktober 2011): 4–5; Christina L. Sherry et al., „Sickness behavior induced by endotoxin can be mitigated by the dietary soluble fiber, pectin, through upregulation of IL-4 and Th2 polarization", Brain Behavior and Immunity (2010), doi: 10.1016/j.bbi.2010.01.015.

4.) Marika Lyly et al., „Fibre in beverages can enhance perceived satiety", European Journal of Nutrition 48, Nr. 4 (2009): 251–58, doi: 10.1007 /s00394-009-0009-y.

5.) J. E. Flood-Obbagy and B. J. Rolls, „The effect of fruit in different forms on energy intake and satiety at a meal", Appetite 52, Nr. 2 (April 2009): 416–22. Epub 6. Dezember 2008.

6.) Christina L. Sherry, Stephanie S. Kim, Ryan N. Dilger, Laura L. Bauer, Morgan L. Moon, Richard I. Tapping, George C. Fahey Jr., Kelly A. Tappenden, Gregory G. Freund, „Sickness behavior induced by endotoxin can be mitigated by the dietary soluble fiber, pectin, through upregulation of IL-4 and Th2 polarization." Brain Behavior and Immunity (2010), doi: 10.1016/j.bbi.2010.01.015 5; Marika Lyly et al., Fibre in beverages can enhance perceived satiety, European Journal of Nutrition 48, Nr. 4 (2009): 251–58, doi: 10.1007 /s00394-009-0009-y.

7.) J. Lindström et al., „High-fibre, low-fat diet predicts long-term weight loss and decreased type 2 diabetes risk", The Finnish Diabetes Prevention Study, Diabetologia 49, Nr. 5 (Mai 2006): 912–20. Elektronisch veröffentlicht 16. März 2006.

II

Die ersten 15 Tage vom Rest Ihres Lebens

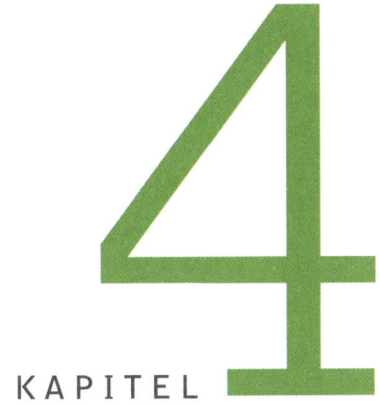

KAPITEL

Ein Überblick über die Pasternak-Diät

Sehen wir uns meine Diät also einmal genauer an. Wie ich bereits erwähnt habe, ist das Wichtigste, dass Sie während dieser ersten 15 Tage die Gewohnheit annehmen werden, fünfmal am Tag zu essen, um die Effizienz Ihres Stoffwechsels zu maximieren. Fünf Kategorien von Zutaten, fünf Minuten Vorbereitungszeit, fünf Mahlzeiten am Tag – so lautet meine äußerst erfolgreiche Formel.

Bei der Pasternak-Diät habe ich sowohl die Kategorien der Zutaten als auch die Zeit, die für die Zubereitung einer Mahlzeit erforderlich ist, noch einmal weiter reduziert. Mithilfe eines Mixers können Sie innerhalb von zwei Minuten eine ganze Mahlzeit zubereiten, einschließlich aller Vorbereitung. Ich verspreche Ihnen, dass es *keinen* einfacheren Weg gibt, köstliche und gesunde Mahlzeiten zuzubereiten, die Sie entweder zu Hause oder unterwegs genießen können. Ob Sie nun einen Smoothie zu sich nehmen, eine feste Mahlzeit oder einen Imbiss – Sie essen immer fünfmal am Tag, und zwar in zeitlichen Abständen, die so berechnet sind, dass Ihr Blutzuckerspiegel stabil gehalten wird und Ihr Stoffwechsel möglichst wirkungsvoll arbeiten kann.

Die drei Phasen

Die Pasternak-Diät ist in drei unterschiedliche Phasen von jeweils fünf Tagen Länge unterteilt und dauert folglich 15 Tage. Dabei wechseln sich nährstoffreiche, leckere und satt machende Smoothies mit einer Anzahl von Snacks und Mahlzeiten ab, die Sie allesamt jeweils in maximal fünf Minuten zubereiten können.

Harleys Neustart-Vorgaben

Sie werden
- fünfmal am Tag essen, um Ihren Stoffwechsel anzukurbeln,
- bei jeder Mahlzeit bestimmte Nährstoffkriterien einhalten,
- jede Mahlzeit rund um dieselben Kategorien von Zutaten aufbauen und
- jede Mahlzeit in höchstens fünf Minuten zubereiten.

Nachdem Sie die 15-tägige Startphase abgeschlossen haben, werden Sie eine deutlich lockerere Langzeit-Fassung dieses Programms befolgen. Zu diesem Zeitpunkt werden Sie die Vorzüge der Diät schätzen gelernt haben, die insbesondere darauf basiert,

- fünfmal am Tag zu essen,
- sich von morgens bis abends stets zu bewegen und
- die Mahlzeiten selbst zuzubereiten.

Sie werden außerdem so gut aussehen und sich so wohlfühlen, dass Sie motiviert sein werden, diesen Plan fortzusetzen. Doch während der ersten 15 Tage werde ich Ihre Hand halten und Ihnen genau sagen, was Sie zu tun haben und warum.

PHASE I

Ernährung: In der ersten Phase, von Tag 1 bis Tag 5, werden Sie drei Smoothies pro Tag trinken und zwei Snacks essen. Dieser Abschnitt wird die größte Umstellung für Ihren Körper und Geist mit sich bringen – doch machen Sie sich keine Sorgen: Das ist das Neustart-Element der Pasternak-Diät. Die Mahlzeiten sind umfangreich, das heißt, Sie werden sich während der gesamten Diät fühlen, als äßen Sie eine Menge.

Bewegung: Während dieser ersten paar Tage werden Sie Ihr normales Trainingsprogramm aufgeben und einfach nur gehen – mindestens 10.000 Schritte am Tag. Das ist ein leicht erreichbares Ziel, das Sie mithilfe eines Schrittzählers kontrollieren können – ein kleines Gerät, das zählt, wie viele Schritte Sie am Tag gehen. (Glauben Sie mir: Es wird Ihr neues Lieblingsspielzeug werden! Siehe Seite 135 für Tipps zur Wahl des perfekten Schrittzählers.)

PHASE II

Ernährung: Während der zweiten Phase, also von Tag 6 bis 10, werden Sie weiterhin fünfmal pro Tag essen und Ihren Körper ständig mit Nahrung versorgen. Doch nun werden Sie nur noch zwei Smoothies täglich trinken, eine ordentliche – nicht gemixte, aber dennoch gesunde, leckere und äußerst leicht zuzubereitende – Mahlzeit einnehmen sowie auf Ihre übliche Auswahl an Snacks zwischen den Mahlzeiten zurückgreifen.

Bewegung: Sie legen weiterhin mindestens 10.000 Schritte pro Tag gehend zurück und beginnen zusätzlich mit einer sehr einfachen fünfminütigen Fitnessroutine zu Hause – dreimal pro Woche für die Muskeln Ihres sich verändernden Körpers. Diese Übungen sind extrem leicht durchzuführen und erfordern keine Ausrüstung. Außerdem biete ich vielfältige Modifikationsmöglichkeiten an, damit für jedes Fitnessniveau etwas dabei ist.

PHASE III

Ernährung: In der dritten Phase trinken Sie nur noch einen Smoothie am Tag und essen ansonsten zwei ordentliche Mahlzeiten und zwei Snacks.

Bewegung: Sie legen weiterhin Ihre 10.000 Schritte pro Tag zurück. Zur Kräftigung gibt es nun eine erweiterte Version der supereinfachen Übungen, die ich Ihnen in Phase II vorgestellt habe. Neben dem täglichen Gehen werden Sie fünfmal pro Woche zwischen zwei fünfminütigen Zirkeltraining-Übungen abwechseln. Sie können diese Übungen in jedem beliebigen Raum Ihres Hauses durchführen und brauchen dafür überhaupt keine oder fast keine Ausrüstung.

	„Phase I (5 Tage)"	„Phase II (5 Tage)"	„Phase III (5 Tage)"
Frühstück	Smoothie	Smoothie	Smoothie
Snack 1	Snack	Snack	Snack
Mittagessen	Smoothie	Smoothie	Mahlzeit
Snack 2	Snack	Snack	Snack
Abendessen	Smoothie	Mahlzeit	Mahlzeit

DER REST IHRES LEBENS

Ernährung: Sie essen nach wie vor fünfmal am Tag, aber Kombinationen, die Sie selbst zusammenstellen. Sie nehmen einen Smoothie am Tag zu sich, zwei Snacks und zwei ordentliche Mahlzeiten. Zweimal pro Woche genießen Sie „freie Mahlzeiten", bei denen Sie auswärts essen, den Kühlschrank plündern oder was auch immer Sie mögen.

Bewegung: Gehen Sie weiterhin Ihre 10.000 Schritte am Tag! Das sollten Sie an jedem Tag der Woche tun, 365 Tage im Jahr, für den Rest Ihres Lebens. Diese einfache Veränderung Ihrer täglichen Gewohnheiten wird Sie von einem Stubenhocker in eine fitte, energiegeladene Person verwandeln – und dafür müssen Sie nichts anderes tun, als zu gehen. Fünfmal pro Woche führen Sie eine leicht gesteigerte Version Ihrer Zirkeltrainings A und B durch, und zwar insgesamt zehn Minuten am Tag – das macht noch nicht einmal eine Stunde pro Woche (also weniger Zeit, als Sie üblicherweise mit einem einzigen ehrgeizigen Trainingsvideo verbracht haben).

So, das ist Ihr Spickzettel. Klingt ziemlich einfach und unkompliziert, oder? Vertrauen Sie mir: Das ist es auch.

„Als ich mein höchstes Gewicht hatte, dachte ich, dass es mir eigentlich ziemlich gut ging, denn ich konnte jedem Verlangen nachgeben, konnte mich ausruhen, entspannen und gehen lassen, wann immer ich wollte. ‚Das habe ich so verdient', sagte ich mir. Mich an sportliche Übungen und sinnvolles Essen zu gewöhnen war anfangs eine Herausforderung für mich, doch als ich die Anstrengung akzeptierte und abnahm, fühlte ich mich lebendiger als jemals zuvor. Meine Augen strahlten, meine Haut wurde reiner, ich schlief besser, ich hatte mehr Energie und ein besseres Gefühl für Struktur und Disziplin, sodass ich produktiver sein konnte. Ich fühle mich jetzt gesund, und das ist das tollste, angenehmste Gefühl überhaupt! Und das habe ich verdient!"

– Cherie Nicole, verlor neun Pfund in 15 Tagen

PHASE

I

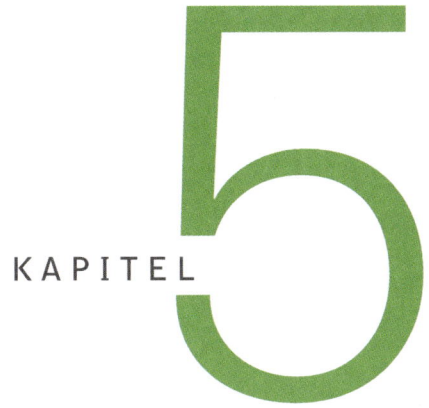

KAPITEL

5

Die ersten Schritte

PHASE I: WAS SIE TUN WERDEN

Sie werden fünfmal am Tag Nahrung zu sich nehmen: drei Smoothies und zwei Snacks. Und Sie werden mindestens 10.000 Schritte pro Tag gehen. (Einfache Möglichkeiten, wie Sie dieses Ziel erreichen, finden Sie auf Seite 136.)

Was Sie brauchen:

- Einen Mixer (siehe Seite 44)
- Einen Schrittzähler (siehe Seite 135)
- Eine Einkaufsliste (siehe Seite 89)

DIE SMOOTHIES ZUSAMMENSTELLEN

Je mehr Sie über das wissen, was für die Smoothies verarbeitet wird, desto selbstbewusster können Sie Zutaten durch andere derselben Kategorie ersetzen, um Ihre Getränke später abwechslungsreicher zu gestalten. Zuerst sollten Sie wissen, dass wir hier *nicht* über jene Zuckerbomben sprechen, die Sie bei „gesunden" Saft-Theken erhalten. Viele dieser überteuerten Mischungen sind von Milchshakes nicht zu unterscheiden und haben einen enormen Zuckergehalt, der Ihren Appetit in höchste Höhen befördert und Ihnen unglaubliche Hunderte von Kalorien beschert.

Die Smoothies der Pasternak-Diät haben weder einen massiven Zuckerüberschuss noch schmecken sie übermäßig „gesund". Bei der Zubereitung von Smoothies schwingt das Pendel – wie in so vielen anderen Bereichen des modernen Lebens – zu sehr zwischen zwei Extremen: Wir trinken entweder mit Eis angereicherte Smoothies, die es auf 1.800 Kalorien pro Portion bringen, oder wir schlagen die vollkommen gegensätzliche Richtung ein und pürieren große Mengen Kohl und Zwiebeln zum Frühstück. Tut mir leid, aber das ist eklig! Sie müssen *keine* widerlichen, ausschließlich aus Gemüse bestehenden Breimischungen zu sich nehmen, um Gewicht zu verlieren. Essen ist eines der großen Vergnügen unseres Lebens, und so sollte es auch bleiben, selbst wenn Sie abnehmen.

Vergessen Sie sowohl die Zuckerdrinks als auch die Kohl-Getränke. Das ist ein Nullsummenspiel: Die Smoothies der Pasternak-Diät sind gut für Ihren Körper *und* schmecken hervorragend. Sie stabilisieren Ihren Blutzuckerspiegel, bremsen die allzu bekannten Heißhungerattacken und machen so zufrieden, weil sie alle die richtige Kombination von Lebensmitteln im richtigen Verhältnis enthalten.

Außerdem: Wenn Sie einmal verstehen, was hinter den Zutaten steckt, werden Sie in der Lage sein, unendliche Variationen dieser köstlichen Getränke herzustellen, wann immer Sie wollen – je nach Saison und Laune. Abnehmen bedeutet, jedes Mal, wenn man isst, die richtigen Nahrungsmittel miteinander zu kombinieren. Um meinen Kriterien für eine vollständige Mahlzeit zu entsprechen – sie muss alle Nährstoffe liefern, die Sie benötigen, und darf bis zur nächsten Mahlzeit keine Hungergefühle aufkommen lassen –, muss jeder Smoothie neben der Basis mehrere vorgegebene Kategorien an Zutaten enthalten: ein fettarmes Eiweiß, ein gesundes Fett und ein ballaststoffreiches Kohlenhydrat.

Die Bestandteile des
perfekten Smoothies:

- Flüssige Basis
  (Milch oder Milchersatz, Wasser oder aromatisiertes Wasser)
- Fettarmes Eiweiß
  (fettfreier griechischer Naturjoghurt, Eiweißpulver)
- Gesundes Fett (Nüsse, Samen, Avocado)
- Ballaststoffreiches Kohlenhydrat (so ungefähr jedes Obst oder Gemüse, das Sie sich vorstellen können, obgleich einige besser geeignet sind als andere; siehe Seite 72)

Sie werden feststellen, dass viele dieser Zutaten in verschiedene Kategorien passen: So ist beispielsweise die Milch, die als flüssige Basis verwendet wird, auch eine Eiweißquelle, und gesunde Fette wie Avocados sind auch Gemüse. Aus diesem Grund haben all jene strengen (und meiner Meinung nach lächerlichen) Nahrungsmittelkombinationsdiäten – bei denen Sie zum Beispiel niemals Kohlenhydrate zusammen mit Fetten essen dürfen – für mich überhaupt keinen Sinn. Auf Bohnen basierende Diäten sind unglaublich gesund, und das Nährwertprofil von Bohnen entspricht gleichen Anteilen von Kohlenhydraten, Ballaststoffen und Fett. Sie können sich sicher sein, dass diese Nation nicht fett wird, weil die Menschen zu viele Kidneybohnen essen!

Der Schlüssel liegt in der Abwechslung, im Verzehr einer möglichst großen Vielfalt an Lebensmitteln, jedes Mal, wenn Sie essen. Meine Smoothie-Rezepte nehmen diesem Balanceakt alle Spekulationen, indem sie Ihnen alles, was Sie brauchen, in einem köstlichen Getränk servieren.

ZUTATENKATEGORIE 1: DIE FLÜSSIGE BASIS

Die Flüssigkeit ist die erste Zutat, die Sie in den Mixer füllen, wenn Sie einen Smoothie vorbereiten. (Ein Tipp fürs optimale Mixen besteht darin, mit den leichten Zutaten zu beginnen und dann die schwereren hinzuzufügen. Doch eigentlich gibt es keine verbindlichen Regeln: Experimentieren Sie und finden Sie heraus, was für Sie am besten funktioniert.) Meine Smoothies werden generell mit Milch oder Wasser als Grundlage zubereitet. Wenn Sie etwas mehr Erfahrung haben und Ihre eigenen Mischungen herstellen, können Sie auch beginnen, kalorienfreie Getränke wie aromatisiertes Wasser auszuprobieren, wenn Sie sich eine neue Geschmacksrichtung wünschen. Denken Sie aber daran, dass jede Kalorie zählt, sodass Sie die einfachsten Flüssigkeiten als Grundlage für Ihre Smoothies wählen sollten.

Rund um die Milch

Ungerechtfertigterweise sind Milchprodukte im Laufe des letzten Jahrzehnts in die Kritik geraten, in erster Linie wegen ihres Fettgehalts. Wie bei so vielen „Gesundheitsweisheiten", mit denen wir überhäuft werden, ist das Unfug – Milchprodukte gehören zu den gesündesten Lebensmitteln, die Sie zu sich nehmen können!

Ich bin sicher, Sie haben schon manch einen wohlmeinenden „Experten" gehört, der behauptet, die Menschen seien die einzige Spezies, welche die Milch eines anderen Tiers trinkt – na und? Das tun wir schon seit Tausenden von Jahren. Wir sind auch die einzige Spezies, die Flugzeuge fliegen kann, Sonette schreibt und physikalische Gleichungen löst.

Milch ist reich an Eiweiß, Kalzium, Vitamin D, Phosphor und anderen Nährstoffen, die erwiesenermaßen Ihre Knochen und Zähne aufbauen sowie die gesunde Funktion Ihrer Muskeln und Blutgefäße fördern: Sie ist eines der perfektesten Lebensmittel überhaupt für den menschlichen Körper. Kalzium kann dem Körper helfen, vom Fetteinlagerungsmodus in den Fettverbrennungsmodus zu wechseln und Sie schlank zu halten.

Nahrungsmittel mit einem hohen Kalziumgehalt wie Milch und Joghurt können Gewichtsreduktionsbemühungen direkt unterstützen. Forscher der Universität Knoxville haben herausgefunden, dass kalziumreiche Lebensmittel, vor allem auf Milchbasis, den Abbau von Körperfett verstärkt und während des Abnehmens den Stoffwechsel aufrechterhalten haben.[1] Dieselbe Studie zeigte auch, dass der Verzehr von mehreren Portionen Milchprodukten am Tag – drei oder vier – eine deutlich größere Auswirkung auf den Gewichtsverlust haben kann als die schlichte Einnahme eines Kalzium-Nahrungsergänzungsmittels oder der Verzehr von Lebensmitteln, denen Kalzium zugesetzt war. In einer anderen Untersuchung stellte sich heraus, dass Teilnehmer, die den Großteil ihrer Kalziumaufnahme durch Milchprodukte abdeckten – ungefähr 350 Milliliter pro Tag –, dauerhaft mehr Gewicht verloren als jene, die das nicht taten.[2] Und es gibt noch mehr Beweise: Jüngst kam eine Studie zu dem Ergebnis, dass ein Bestandteil der Milch vor Fettleibigkeit schützen kann, während eine andere Untersuchung erbrachte, dass milchreiche Produkte Menschen helfen können, Bauchfett loszuwerden.[3] Und eine weitere Studie ergab, dass Frauen, die nach dem Krafttraining zwei Gläser Milch tranken, einen besseren Muskeltonus und weniger Fett hatten als Frauen, die Sportgetränke zu sich nahmen.[4]

Es ist kein Zufall, dass einige der gesündesten Länder der Welt Milchprodukte zur Nahrungsgrundlage gemacht haben. Als ich für mein vorangegangenes Buch, „Die 5-Faktor-Welt-Diät", recherchierte, war ich erfreut (aber überhaupt nicht überrascht), als ich herausfand, dass die Ernährung einiger der weltweit gesündesten Länder auf Milchprodukten basiert. Schlanke Skandinavier trinken häufig ein Glas Milch zu den Mahlzeiten, während Franzosen und Griechen regelmäßig Joghurt essen, eine fantastische Quelle aktiver, probiotischer Kulturen, die wir für ein intaktes Immunsystem brauchen. Viele der Smoothies in diesem Buch enthalten genau aus diesem Grund griechischen Joghurt – auch weil er satt macht und lecker ist.

Wie bei allen Dingen gilt auch hier: Nicht alle Milchprodukte haben dieselben Nähreigenschaften. Ein fettfreier griechischer Joghurt hat natürlich eine andere Auswirkung auf Ihren Körper als ein Stück Cheddarkäse – einfach weil es sich um völlig unterschiedliche Lebensmittel handelt, die wir nicht über einen Kamm scheren sollten. Wir halten uns bei unseren Getränken an fettfreie Milchprodukte, welche die essenziellen Nährstoffe liefern, ohne dick zu machen. Ich erwarte nicht, dass Sie alle Ihre Lebensmittel durch Bioprodukte ersetzen, doch ich würde empfehlen, hormonfreie Milchprodukte zu kaufen, wann immer das möglich ist, da die Vereinigten Staaten eines der wenigen verbliebenen Länder sind, das Milchbauern noch gestattet, das gruselige rekombinante Rinderwachstumshormon (rBGH) oder das rekombinant hergestellte Rinder-Somatotropin (rBST) bei Kühen zu verwenden.

ZUTATENKATEGORIE 2: FETTARMES EIWEISS

Eine wichtige Regel: Wir müssen *jedes Mal*, wenn wir essen, Eiweiß zu uns nehmen, weil es hilft, uns satt zu fühlen. Vergessen Sie also den Teller voller Nudeln mit Tomatensoße – das gilt nicht als Mahlzeit, da es kein Eiweiß enthält, einen der Makronährstoffe, die gebraucht werden, um unseren Körper aufzubauen. Zu qualitativ hochwertigem tierischem Eiweiß zählen beispielsweise Hähnchen, Fisch, Fleisch, Eier und Milchprodukte; gute vegetarische Eiweißquellen sind Vollkorn wie Quinoa und Naturreis, Gemüse wie Bohnen und Linsen, Sojaprodukte wie Tofu sowie Nüsse. Wir brauchen Eiweiß aus vielerlei Gründen: Im Gegensatz zu Kohlenhydraten oder Fett können wir Eiweiß nicht als Fett einlagern; wir müssen es entweder verwenden oder ausscheiden. Deshalb verlieren Menschen, die bei jeder Mahlzeit Eiweiß zu sich nehmen, durchgehend mehr Gewicht als Menschen, die das nicht tun. Insbesondere zum Frühstück viel Eiweiß zu essen, hat sich als äußerst effektiv erwiesen, um Heißhungerattacken zu reduzieren und im späteren Verlauf des Tages nicht zu viel zu essen.[5]

Eiweiß ist außerdem wichtig für den Erhalt des Muskelgewebes. Vor Kurzem zeigte eine Studie über Diäten bei Frauen nach den Wechseljahren, dass die über den Tag verteilte Aufnahme von Eiweiß dabei half, die Muskeln zu erhalten, selbst wenn die Frauen abnahmen – und das ist genau das, was wir hier versuchen![6] Eine andere Untersuchung bestätigte die Unterstützung des Gewichtsverlusts durch eine eiweißreiche Ernährung: Der Verzehr von Eiweiß verstärkt sowohl das Sättigungsgefühl als auch den Erhalt fettarmer Muskelmasse.[7]

Und denken Sie daran: Je mehr fettarmes Muskelgewebe Sie haben, desto mehr Kalorien werden Sie im Laufe des Tages und der Nacht verbrennen – unabhängig von irgendeiner körperlichen Aktivität. Einfach genügend Eiweiß in den Speiseplan einzubauen, kann Ihnen helfen, die Nahrungsaufnahme zu beschränken und die Fettleibigkeit in Schach zu halten.[8] Eiweiß ist außerdem wichtig für die Regulierung Ihres Ruhemetabolismus (also für die Kalorien, die im Ruhezustand verbrannt werden) und trägt darüber hinaus zum Sättigungsgefühl bei, das wichtig ist, um den Hunger zwischen den Mahlzeiten zu zügeln.

ZUTATENKATEGORIE 3: GESUNDES FETT

Manche Diätbücher fordern Sie auf, alle Fette zu meiden, wenn Sie abnehmen wollen. Doch in Wirklichkeit ist es nicht gesund, Fett komplett vom Speiseplan zu streichen.

Zusammen mit Eiweiß und Kohlenhydraten ist Fett eine der drei Kategorien von Makronährstoffen, die unser Körper braucht, um zu funktionieren. Fett ist eine wichtige Energiequelle, entscheidend beim Sättigungsgefühl und hilft dem Körper, die Vitamine A, D, E und K aufzunehmen. Fett ist wichtig für unsere Hormone, Nerven, das Fortpflanzungssystem und die Haut. Auch unser Gehirn benötigt Fett, insbesondere Omega-3- und Omega-6-Fettsäuren, die wir ausschließlich über die Nahrung erhalten können, da der Körper diese essenziellen Nährstoffe nicht selbst produziert. Die meisten von uns nehmen zu viel Omega-6 und zu wenig Omega-3 auf, sodass wir uns bemühen müssen, dieses Ungleichgewicht aufzuheben, indem wir insbesondere Fette bevorzugen, die reich an Omega-3-Fettsäuren sind.

Fette sind zwar wichtig, doch sie sind nicht alle gleich vorteilhaft. Es gibt gute und schlechte Fette. Deshalb sollten wir den Konsum „gesunder" Fette auf unserem Speiseplan optimieren und beispielsweise Avocados und Mandeln essen, aber schlechte Fette meiden. Wenn wir gesättigte Fette (die größtenteils tierischen Ursprungs sind) einschränken, Transfette vollkommen weglassen (wie sie in verarbeiteten Lebensmitteln und gehärteten Fetten vorkommen) und den Verzehr von einfach ungesättigten Fettsäuren (wie in Nüssen und Pflanzenölen) sowie mehrfach ungesättigten Fetten (pflanzlicher Herkunft und aus Fisch) steigern, sind wir auf dem richtigen Weg zu unserem Traumkörper.

Schlechte Fette können in zwei große Kategorien unterteilt werden: gesättigte Fette und Transfette. Sowohl die gesättigten Fette als auch die Transfette können das „schlechte" Cholesterin steigen und das „gute" Cholesterin sinken lassen und sind mit Herzerkrankungen in Verbindung gebracht worden. Gesättigte Fette kommen hauptsächlich in tierischen Produkten vor – wie in rotem Fleisch, Geflügelhaut, Vollmilch, Butter und Eigelb –, doch auch einige pflanzliche Quellen enthalten recht viel davon – wie Kokosöl, Palmöl und Palmkernöl. Transfette sind meistens synthetisch; sie kommen in erster Linie in kommerziell verarbeiteten Lebensmitteln vor (wie in Donuts, Keksen und frittierten Lebensmitteln) und haben keinerlei positive Eigenschaften. Während es sich bei den meisten Speiseplänen nicht vermeiden lässt, kleine Mengen an gesättigten Fetten zu sich zu nehmen, gibt es überhaupt keinen Grund dafür, Transfette zu essen – Punkt.

Gute Fette – also Fette, auf die sich die Pasternak-Diät konzentrieren wird – lassen den Gesamtcholesterinwert nicht steigen. In der Tat senken Sie sogar unseren LDL (schlechtes Cholesterin), während sie den HDL (gutes Cholesterin) steigen lassen. Wir müssen diese guten Fette unbedingt als Teil einer gesunden Kost zu uns nehmen. Wie die schlechten Fette können auch die guten Fette in mehrere Kategorien unterteilt werden. Einfach ungesättigte Fette kommen in Nüssen, Avocados und verschiedenen Pflanzenölen vor – hauptsächlich in Olivenöl, das aus ungefähr 75 Prozent einfach ungesättigten Fetten besteht. Ebenfalls entscheidend, insbesondere für die Gesundheit unseres Gehirns, sind jene mehrfach ungesättigten Fette, die in verschiedenen Fisch- und Pflanzenquellen vorkommen (wie in Leinsamen und Chia-Samen).

Mehrfach ungesättigte Fette sind wichtig, weil sie unseren Körper mit Omega-3-Fettsäuren versorgen – oder im Falle der Samen mit dem Omega-3-Vorläufer Alpha-Linolensäure, die der Körper in Omega-3 umwandeln muss.

Diese „guten Fette" können sogar helfen, Alzheimer zu bekämpfen und das Gehirn vor Schrumpfung zu bewahren.[9] Und gesunde Fette können darüber hinaus unsere Haut verbessern, die Haare, die Nägel und die Gesamterscheinung. Wer sich besser ernährt, sieht besser aus – so einfach ist das.

ZUTATENKATEGORIE 4:
BALLASTSTOFFREICHE KOHLENHYDRATE

Sie sind zwar in den letzten Jahren in Verruf geraten, doch Kohlenhydrate sind alles andere als schlecht für Sie. Im Gegenteil: Sie sind einer der wichtigsten Bestandteile einer gesunden Ernährung. Studien zeigen, dass Menschen, die mindestens 50 Prozent ihrer Kalorien aus Kohlenhydraten beziehen, am *wenigsten* gefährdet sind, fettleibig zu werden.[10] Doch es ist wie bei allen Lebensmitteln: Es gibt gute Kohlenhydrate und schlechte Kohlenhydrate. Und wer abnehmen möchte, muss den Unterschied verstehen.

Die gesündesten Kohlenhydrate – also jene, auf denen Sie Ihren Speiseplan aufbauen sollten – stehen beim glykämischen Index (GI) ziemlich weit unten.

Mit diesem System wird gemessen, inwiefern unser Blutzuckerspiegel steigt, wenn wir bestimmte Lebensmittel essen. Nahrung mit einem hohen glykämischen Wert – wie Brot oder Nudeln aus Weißmehl beziehungsweise Produkte, die viel Zucker enthalten (unabhängig davon, ob der Zucker natürlichen Ursprungs ist wie bei Trauben oder weniger natürlich wie in Lakritze) – sorgt sofort für einen starken Anstieg des Blutzuckers und der Insulinproduktion des Körpers.

Ein chronisch hoher Insulinlevel geht mit Diabetes Typ 2, Fettleibigkeit und sogar Herzerkrankungen einher. Die Zuckeraufnahme zu minimieren, ist unbedingt erforderlich, wenn Sie Gewicht verlieren wollen – nicht nur aufgrund der Kalorien, die Zucker enthält. Es ist deutlich sinnvoller, Kohlenhydrate mit einem niedrigen glykämischen Wert zu wählen, die langsam abgebaut werden, konstant tagsüber Energie freisetzen und deutlich länger brauchen, bis sie verdaut sind.

Wir wollen außerdem Kohlenhydrate mit einem höheren Ballaststoffgehalt – jenem wichtigen Bestandteil, der nicht nur in Saft fehlt, sondern auch in Weißbrot und Nudeln, die wir mit solcher Hingabe in uns hineinstopfen. Zahlreiche Studien haben gezeigt, dass ballaststoffreiche Speisepläne zu einem Gewichtsverlust führen können. Die insgesamt beste Ballaststoffquelle sind Obst und Gemüse, die nicht nur das Risiko senken, an bestimmten Krebsarten, Herzleiden und hohem Blutdruck zu erkranken oder einen Schlaganfall zu erleiden, sondern auch helfen, das Gewicht zu reduzieren.[11]

Was Sie sonst noch essen werden

Mir ist klar, dass Eintönigkeit der Tod vieler Diäten ist und dass die Konsistenz einen wichtigen Teil unseres Essvergnügens ausmacht: Deshalb werden Sie jeden Tag zwei Snacks zu sich nehmen, selbst in der ersten Phase dieses Programms. Diese Snacks sind alle problemlos verfügbar, können mitgenommen werden und erfordern wenig Vorbereitung. Ich bezeichne diese Imbisse aus verschiedenen Gründen als K-Snacks: Meistens sind sie *knusprig* und entsprechen damit dem normalen Wunsch, *kauen* zu müssen.

Außerdem kann man sie *klein schneiden* wie zum Beispiel Gemüse (alles von Sellerie und Karotten bis hin zu Brokkoli und Zucchini) oder Obst. Doch es sind nicht alle Früchte geeignet. Halten Sie sich an solche mit essbarer Schale (Ausnahme: Trauben) oder essbaren Kernen (wie Beeren) beziehungsweise an Zitrusfrüchte.

Doch verstehen Sie mich nicht falsch: Ich sage nicht, dass alle anderen Früchte für Sie schlecht sind – keineswegs. Alle Früchte sind gut für Sie, denn sie bieten die Nährstoffe und Enzyme, die unser Körper braucht – und aus diesem Grund beziehe ich eine so breite Auswahl davon in meine Smoothie-Rezepte mit ein. Wenn Sie allerdings versuchen, rasch abzunehmen, sollten Sie sich an gesündere Früchte mit weniger Zucker und mehr Ballaststoffen halten, die Ihren Gewichtsverlust in den ersten 15 Tagen stärker beschleunigen werden.

Sie können auch Knäckebrot mit einem hohen Ballaststoffgehalt essen. Sehen Sie sich die Verpackung an und stellen Sie sicher, dass mehr als fünf Gramm Ballaststoffe pro 100 Kalorien enthalten sind.

Ein weiteres wichtiges Detail zu solchen Snacks: Wie jede Mahlzeit *müssen* sie zusammen mit einem Eiweiß verzehrt werden! Eine Frucht allein reicht nicht aus. Karotten mögen an sich „gesund" sein, sind aber kein vollständiger Imbiss. Recht oft kann es sogar sein, dass es Sie noch hungriger macht, wenn Sie nur eine Karotte essen.

Diese Tatsache ist nicht verhandelbar, denn ohne Eiweiß und Ballaststoffe ist eine Mahlzeit keine Mahlzeit und ein Snack kein Snack. Also müssen Sie *jedes Mal*, wenn Sie sich zum Essen hinsetzen, darauf achten, beides miteinzubeziehen. Das bedeutet: Knäckebrot allein reicht nicht; Sie müssen es mit einem Dip kombinieren, etwas Hummus dazu essen oder einen fettarmen Bohnenaufstrich.

Alle Snacks sollten ungefähr 150 Kalorien haben und mindestens fünf Gramm Ballaststoffe, fünf Gramm Eiweiß und *weniger als* zehn Gramm Zucker enthalten.

Snack-Früchte

Essen Sie mehr …		als …	
Äpfel	Beeren	Mangos	Cantaloupe-Melonen
Birnen	Kirschen	Papayas	Honigmelonen
Pfirsiche	Kiwis	Bananen	Wassermelonen
Nektarinen	Orangen	Trauben	
Pflaumen		Ananas	

Ein paar Beispiele für einfache Kombinationen, die Sie probieren können:

- Sellerie mit Mandelbutter
- Vollkorn-Knäckebrot mit Hummus
- Karotten mit Zwiebeldip
  (aus fettfreiem griechischem Joghurt und Zwiebelsuppen-Mix)
- Fettarmes Popcorn **+
- Geröstete Sojabohnen **
- Müsliriegel **+
- Gefriergetrocknete Erbsen
- Kichererbsen-Snacks **+
- Apfel mit fettfreiem Frischkäse
- Birne und in Scheiben geschnittenes, mageres Putenfleisch
- Gurke und Räucherlachs
- Knäckebrot mit Mandelbutter
- Eiweißreiches und ballaststoffreiches Müsli **+
- Gekochte Edamame **

** Diese Lebensmittel enthalten sowohl Ballaststoffe als auch Eiweiß, können also auch alleine als Snacks verzehrt werden.

+ Müsliriegel, Müsli und andere abgepackte Snacks müssen den grundlegenden Nährwertanforderungen für Ihre K-Snacks entsprechen: Sie dürfen nicht mehr als 150 Kalorien haben und müssen mindestens fünf Gramm Ballaststoffe, fünf Gramm Eiweiß und weniger als zehn Gramm Zucker enthalten.

Popcorn

Es ist eine hervorragende Idee, fettarmes Popcorn als köstlichen Snack im Haus zu haben, für den Fall, dass Sie mal in Eile sind. Meine bevorzugte Marke ist Naked: Eine 150-Gramm-Portion enthält ungefähr sechs Gramm Ballaststoffe, fünf Gramm Eiweiß und vier Gramm Fett. Es gibt aber natürlich auch andere wunderbar fettarme Sorten, die für die Mikrowelle geeignet sind. Wenn Sie allerdings diesen gesunden Imbiss öfter zu sich nehmen wollen, empfehle ich Ihnen, eine Popcorn-Maschine für ungefähr zwölf Euro zu kaufen und die Maiskörner selbst zu poppen. Das Popcorn schmeckt dann frischer, und das Gerät wird sich innerhalb weniger Monate bezahlt machen.

Weitere Informationen zu Portionsgrößen und Nährwerten sowie eine Liste von Snacks finden Sie ab Seite 219.

Was Sie sonst noch trinken werden

Zusätzlich zu den Smoothies müssen Sie über den Tag verteilt ständig andere Flüssigkeiten zu sich nehmen. Insbesondere Wasser hilft Ihnen, Giftstoffe aus Ihrem Körper zu spülen, die Sie möglicherweise belasten und Ihr Gewicht höher halten, als es sein müsste.

Trinken hilft außerdem, Sie satt zu machen, und genügend Flüssigkeit im Körper ist wichtig, damit Sie in Form bleiben. Eine Dehydrierung hat unangenehme Nebenwirkungen wie Müdigkeit, Kopfschmerzen und Muskelkrämpfe – alles Symptome, die man leicht mit Hunger verwechseln könnte. Wenn Sie also das nächste Mal denken, Sie seien hungrig, sollten Sie zuerst ein großes Glas

Wasser trinken – vielleicht beruhigt sich Ihr knurrender Magen dann schon wieder.

Für die Dauer der Pasternak-Diät (und schließlich für Ihr restliches Leben) möchte ich, dass Sie *drei bis vier Liter Flüssigkeit pro Tag* zu sich nehmen. Das mag nach viel klingen, doch vertrauen Sie mir: Ihr Körper wird es schon bald lieben. Wenn Sie viel trinken, halten Sie Ihren Körper sauber und entgiftet, und außerdem fühlt sich Ihr Magen voller an, als er eigentlich ist.

ZUGELASSENE GETRÄNKE

Wasser

Die Mutter aller Getränke ist Wasser, und ich möchte, dass Sie jeden Tag eine Menge davon trinken – ungefähr drei Liter, wenn Sie eine Frau sind, und vier Liter, wenn Sie ein Mann sind. Und ja: Mein Vorschlag ist das *Minimum*. Es gibt zahlreiche verschiedene Möglichkeiten, das Wasser zu sich zu nehmen:

Stilles Wasser: Meine Lieblingsmarke bei in Flaschen abgefülltem Wasser ist Smartwater. Aber normales Wasser aus der Leitung tut es auch. Sie können sich auch einen Wasserfilter für zu Hause kaufen (wie Brita oder Pur).

Mineralwasser mit Kohlensäure: Sie können Mineralwasser wie San Pellegrino oder Perrier kaufen oder zu Hause mit einem Trinkwassersprudler auch Ihr eigenes kohlensäurehaltiges Mineralwasser herstellen. So ein Gerät kostet ungefähr 70 Euro und macht sich auf lange Sicht auf jeden Fall bezahlt.

Aromatisierte Eiswürfel oder aromatisiertes Wasser: Wenn Sie ein wenig Geschmack dem stillen oder kohlensäurehaltigen Wasser vorziehen, empfehle ich Ihnen aromatisierte Eiswürfel. Dazu nehmen Sie die abgeriebene Schale einer Orange oder

Zitrone, legen diese in einen Eiswürfelbehälter und gießen Wasser darüber. Wenige Stunden später können Sie Ihrem Wasser bereits einige Eiswürfel hinzufügen und erhalten dann ein leckeres Aroma. Sie können auch direkt die Spalte einer Zitrusfrucht oder eine Gurkenscheibe in Ihr Wasser geben.

Zuckerfreie Getränke

Wenn Sie gelegentlich das Bedürfnis nach etwas Geschmackvollerem als Wasser haben, gibt es einige sehr leckere zuckerfreie Getränke, die Sie ausprobieren können. (Doch ich möchte betonen, dass Sie diese *zusätzlich* zu Wasser trinken sollten, nicht stattdessen.) Zu meinen Favoriten zählen Vitaminwater Zero und – wenn ich bei Hitze trainiere – Powerade Zero. Sie können diese Getränke, wie erwähnt, auch nutzen, um Ihre Smoothie-Basis kalorienfrei aufzupeppen.

Kaffee und Kaffeegetränke

Ich bin ein großer Koffein-Fan und habe tatsächlich drei Jahre als Koffein-Forscher für das kanadische Ministerium für Nationale Verteidigung gearbeitet. Ich weiß also, wovon ich spreche, wenn ich sage, dass Koffein eine großartige Ergänzung für Ihre Diät sein kann. Solange Sie keine kalorienhaltigen Süßungsmittel oder vollfette Milch in Ihren Kaffee geben, der von Natur aus keine Kalorien enthält, möchte ich Sie ermuntern, Ihre koffeinhaltigen Lieblingsgetränke auch weiterhin zu genießen. In der Tat verstehe ich nicht, warum Diätbücher überhaupt einen anderen Rat geben können. Bei so vielen Reinigungskuren sollen Sie koffeinhaltige Getränke von Ihrem Speiseplan streichen – nur warum? Koffein zügelt nachgewiesenermaßen den Appetit und liefert dringend benötigte Energie. Weshalb sollten Sie also auf Ihren morgendlichen Kaffee verzichten, wenn er sowohl gut für Sie ist als auch unglaublich lecker?

Insbesondere Kaffee enthält starke Antioxidantien, welche die Entwicklung des Diabetes Typ 2 verhindern und die Risikofaktoren, die mit Herzerkrankungen und Schlaganfällen einhergehen, reduzieren können.[12] Kaffee zu trinken, könnte das Risiko einschränken, ein Endometriumkarzinom oder Hautkrebs zu entwickeln; und häufiger Kaffeekonsum ist auch schon mit einer Reduktion der Parkinson- und Alzheimer-Erkrankungen in Verbindung gebracht worden.[13] Selbst koffeinfreier Kaffee kann unser Gedächtnis schärfen und das Risiko senken, Diabetes zu entwickeln.[14] Und vor Kurzem zeigte eine Studie sogar, dass Kaffeetrinker länger leben als andere Menschen. Trinken Sie ihn also – solange Sie alle Zusätze weglassen, die man heutzutage so gerne in seinen Kaffee rührt.[15] Bleiben Sie bei schwarzem Kaffee oder Espresso, denn Sie wollen Ihre Kalorien nicht in flüssiger Form zu sich nehmen.

Kaffee ist außerdem ein toller Energiespender. Wer abnehmen will, muss sich bewegen, was deutlich leichter gesagt als getan ist, wenn wir mit einer Koffeinentzugsmigräne darniederliegen – nein danke! Natürlich gilt hier wie überall, dass Maßhalten wichtig ist. Zu viel Koffein kann Sie wach halten, und zahlreiche Studien haben gezeigt, dass chronischer Schlafentzug Sie dicker werden lässt. Trinken Sie also genügend Kaffee, um sich in Schwung zu halten, aber nicht zu spät am Tag, damit Sie nicht nachts wach liegen.

Tee

Tee ist ein weiteres köstliches und vielseitiges Getränk, das auch eine unerlässliche Diäthilfe sein kann. Es ist das zweitbeliebteste Getränk der Welt und wird nur von Wasser übertroffen. Viele Amerikaner trinken zwar regelmäßig Tee, aber sie werfen Unmengen an Süßungsmitteln hinein. Es ist immer die alte Leier ...

Doch in seiner reinsten Form ist Tee selbstverständlich kalorienfrei. Verschiedene Verarbeitungsmethoden haben eine große Bandbreite an Sorten hervorgebracht, die alle unterschiedliche Mengen an Koffein enthalten (das beim Tee oft als Tein bezeichnet wird) und leicht unterschiedliche gesundheitsfördernde Eigenschaften haben. Doch ein Punkt verbindet alle Teesorten: Sie können uns beim Abnehmen helfen. Eine Studie der Kobe Universität in Japan zeigte jüngst, dass der regelmäßige Konsum von Tee dem dick machenden Effekt von ungesundem Essen entgegenwirken kann.[16] Trinken Sie also eifrig Tee! Experimentieren Sie mit der ganzen Bandbreite an Tees und finden Sie heraus, was Sie mögen:

Schwarzer Tee enthält das meiste Koffein (aber trotzdem weniger als Kaffee) sowie Antioxidantien, die als Polyphenole bekannt sind und die Gewichtsreduktion unterstützen können. Eine Studie, die 2001 an der Bostoner Universität durchgeführt wurde, fand heraus, dass der Konsum von schwarzem Tee helfen kann, ein Symptom der koronaren Arterienkrankheit zu reduzieren.[17]

Grüner Tee und weißer Tee haben beide weniger Tein als schwarzer Tee und Oolong. Sie verfügen über äußerst starke antioxidative Eigenschaften und können vor Krebs und Herzerkrankungen schützen. Außerdem können beide Teesorten auch den Cholesterinwert senken. Insbesondere grüner Tee kann überdies eine nützliche Hilfe beim Abnehmen sein. Es wurde nachgewiesen, dass er den Blutzuckerspiegel stabilisiert und das Risiko senkt, Diabetes Typ 2 zu entwickeln. In einer Studie verloren diabetische Ratten, die grünen Tee bekamen, deutlich mehr Gewicht und hatten einen wesentlich niedrigeren Cholesterinspiegel als jene Ratten, die keinen Tee erhielten.[18] Eine andere Untersuchung mit Mäusen zeigte vor Kurzem, dass grüner Tee selbst in Verbindung mit einer fettreichen Ernährung dabei helfen kann, Pfunde zu verlieren.[19]

Oolong-Tee ist ein Mittelding zwischen grünem und schwarzem Tee und enthält etwas weniger Tein, aber dafür unglaublich viele Polyphenole und Catechine – Antioxidantien, die für ihre entzündungshemmende Wirkung bekannt sind. Oolong kann auch helfen, den Blutzucker zu regulieren und für bis zu zwei Stunden nach dem Teegenuss den Stoffwechsel um zehn Prozent zu steigern. Mehrere Studien fanden kürzlich heraus, dass Oolong ein wirksames Mittel zur Behandlung von Fettleibigkeit sein kann und dass der regelmäßige Konsum von Oolong zu einer Gewichtsabnahme führen und den Stoffwechsel verbessern kann.[20]

Kräutertees sind in der Regel teinfrei und werden aus einer Vielzahl von Zutaten hergestellt – von Früchten bis hin zu Samen (und manchmal ganz ohne Verwendung von Teeblättern). Ich würde allerdings nicht auf all jene „Abnehmtees" setzen, die in den letzten Jahren vermehrt in Reformhäusern zu finden sind. (Und natürlich empfehle ich Ihnen auch keine Darmreinigungen, die ausschließlich auf Tee basieren und bei denen die Anwender jeden Tag literweise Mariendistel-Tee in sich hineinschütten müssen.)

Andere Getränke

Ich möchte alle anderen Getränke von Ihrem Speiseplan streichen – zumindest für die ersten 15 Tage. Wenn wir in die Phase „der Rest Ihres Lebens" eintreten, werde ich Ihnen etwas Spielraum zugestehen für ein gelegentliches Glas Rotwein (oder mehr bei Ihren zwei freien Mahlzeiten pro Woche). Doch für den Augenblick halten wir uns ausschließlich an Wasser und kalorienfreie Getränke wie Kaffee und Tee. Ich sage damit nicht, dass Sie nie wieder Alkohol trinken dürfen – beileibe nicht –, aber sein extrem hoher Zuckergehalt ist mit dem Neustart-Gedanken unseres Plans nicht vereinbar. Sagen Sie also für die nächsten 15 Tage Nein – danach reden wir wieder über Alkohol.

Welche Ergebnisse können Sie erwarten?

Dem Wirtschaftsforschungsdienst des US-amerikanischen Landwirtschaftsministeriums zufolge nahm der durchschnittliche Amerikaner von 2003 bis 2009 zwischen 2.600 und 2.800 Kalorien täglich zu sich. Doch da es schwierig ist, die Kalorienaufnahme genau zu schätzen, vermutet das Ministerium, dass die Zahl tatsächlich noch höher ist als dieser ohnehin bereits atemberaubende Wert.[21] Und was noch frustrierender ist: Ein Bericht, der im „Journal of Food Composition and Analysis" veröffentlicht wurde, machte bekannt, dass Amerikaner ein Drittel ihrer Kalorien durch Junkfood aufnehmen, also ungesunde Nahrung wie Limonade, Süßigkeiten, Desserts, Alkohol und salzige Knabbereien.[22] Kein Wunder, dass wir so fett sind! Die gute Nachricht lautet, dass Sie den Neustart-Knopf betätigen und Ihre Ernährungsgewohnheiten ändern können. Schon während der ersten fünf Tage werden Sie sofortige, beeindruckende Resultate erzielen. Sehen Sie sich einfach die folgende Tabelle an, wenn Sie mir nicht glauben!

Basierend auf der nachstehenden Übersicht können Sie erwarten, mit der Pasternak-Diät *sofort* Pfunde zu verlieren, wenn Ihre Essgewohnheiten auch nur ungefähr denen des „durchschnittlichen Amerikaners" ähneln. Statt leere Kalorien aufzunehmen, die den Appetit anregen, ohne dass Ihr Körper irgendwie davon profitieren kann, werden Sie große Mengen an Eiweiß und Ballaststoffen aufnehmen, die dazu führen, dass Sie sich den ganzen Tag über ebenso wie nachts energiegeladen fühlen und keinen Hunger verspüren. Selbst wenn Sie sich nicht ernähren wie der durchschnittliche Amerikaner in dieser Tabelle, nehmen Sie vielleicht unnötige Kalorien auf, ohne es zu merken. Alles, was Sie tun müssen, ist lediglich, die Entscheidung zum Abnehmen zu treffen – und schon purzeln die Pfunde.

	Speiseplan eines durchschnittlichen Amerikaners (Kalorien)	Phase I der Pasternak-Diät (Kalorien)
Frühstück	Schale Müsli mit teilentrahmter Milch (400) Großer Kaffee mit teilentrahmter Milch (190)	Weißer Smoothie (302)
Snack 1	Flasche naturbelassener Orangensaft (240)	Gemüse mit Mandelbutter (150)
Mittagessen	Flasche Limonade (150) Sandwich mit Schinken, Salat, Tomate, Mayonnaise und Käse (720)	Roter Smoothie (317)
Snack 2	Schokoriegel (320)	Fettarmes Popcorn (110)
Abendessen	Hähnchenflügel (400) Kartoffelbrei (250) Grüne Bohnen (100)	Grüner Smoothie (292)
Kalorien insgesamt	2.770	1.171

Und was passiert, wenn Sie
keinen Mixer haben?

Wir haben nicht immer frische Produkte und einen Mixer zur Hand. Doch das können wir nicht als Entschuldigung nutzen, um uns gehen zu lassen. Wenn ich in dieser Patsche bin, nutze ich gerne einen Mahlzeitenersatz (MRP). Dieser beinhaltet alle essenziellen Komponenten der Smoothie-Mahlzeiten einschließlich der qualitativ hochwertigen Eiweiße, der Ballaststoffe, gesunden Fette und Spurenelemente. Es gibt ihn in zwei verschiedenen Formen: als Pulver oder flüssig. Die flüssige Form ist bequem im Lebensmittelladen erhältlich, in der Regel in verschiedenen Geschmacksrichtungen. Mahlzeitenersatz ist auch als Pulver zu haben und kann einfach in Wasser eingerührt werden. Meistens bevorzuge ich das Pulver, weil es leichter mitzunehmen ist, wenn ich unterwegs bin. Es passt in Ihren Schreibtisch, in die Handtasche oder sogar in Ihre Jackentasche, ist aber ein wenig teurer. Sie können es an Ihre Bedürfnisse anpassen, wenn Sie mehr Nährstoffe oder einen besonderen Geschmack haben wollen, indem Sie verschiedene Zutaten hinzufügen – zum Beispiel Obst, Gemüse oder gesunde Fette.

1.) Michael Zemel, „The role of dairy foods in weight management", Journal of the American College of Nutrition 24, Beilage Nr. 6 (Dezember 2005): 537S–46S.

2.) D. R. Shahar, „Dairy calcium intake, serum vitamin D, and successful weight loss", American Journal of Clinical Nutrition 92, Nr. 5 (November 2010): 1017–22. Elektronische Veröffentlichung 1. September 2010.

3.) Carlos Cantó et al., „The NAD precursor nicotinamide riboside enhances oxidative metabolism and protects against high-fat diet-induced obesity", Cell Metabolism 15, Nr. 6 (6. Juni 2012), doi: 10.1016/j.cmet.2012.04.022; A. R. Josse et al., „Increased consumption of dairy foods and protein during diet- and exercise-induced weight loss promotes fat mass loss and lean mass gain in overweight and obese premenopausal women", Journal of Nutrition 141, Nr. 9 (2011): 1626, doi: 10.3945/jn.111.141028.

4.) Andrea Josse et al., „Body composition and strength changes in women with milk and resistance exercise", Medicine and Science in Sport and Exercise 42, Nr. 6 (Juni 2010): 1122–30.

5.) Heather J. Leidy et al., „Neural responses to visual food stimuli after a normal vs. higher protein breakfast in breakfast-skipping teens: A pilot fMRI study", Obesity (2011), doi: 10.1038/oby.2011.108.

6.) University of Illinois College of Agricultural, Consumer and Environmental Sciences (11. August 2011). „Eating protein throughout the day preserves muscle and physical function in dieting postmenopausal women, study suggests", ScienceDaily. Stand 25. Juli 2012 unter http://www.sciencedaily.com/releases/2011/08/110810153710.htm.

7.) D. Paddon-Jones et al., „Protein, weight management, and satiety", American Journal of Clinical Nutrition 87, Nr. 5 (Mai 2008): 1558S–61S.

8.) Alison K. Gosby et al., „Testing protein leverage in lean humans: A randomised controlled experimental study", PLoS ONE 6, Nr. 10 (2011): e25929, doi: 10.1371/journal.pone.0025929.

9.) American Academy of Neurology (30. Dezember 2011). „Alzheimer's: Diet patterns may keep brain from shrinking", ScienceDaily.

10.) http://www.dietsinreview.com/diet_column/08/people-who-maintain-healthy-weights-dont-eat-low-carbo-hydrates/.

11.) N. C. Howarth, E. Saltzman und S. B. Roberts, „Dietary fiber and weight regulation", Nutrition Reviews 59, Nr. 5 (Mai 2001): 129–39.

12.) Beth Israel Deaconess Medical Center (26. Juni 2012), „Moderate coffee consumption offers protection against heart failure, study suggests", ScienceDaily.

13.) Neil Osterwell, „Health Benefits of Coffee", WebMD, 29. August 2011; Youjin Je et al., „A prospective cohort study of coffee consumption and risk of endometrial cancer over a 26-year follow-up", Cancer Epidemiology, Biomarkers & Prevention (2011), doi: 10.1158/1055-9965.EPI-11-0766; Fengju Song, Abrar A. Qureshi, and Jiali Han, „Increased caffeine intake is associated with reduced risk of basal cell carcinoma of the skin", Cancer Research 72 (1. Juli 2012): 3282–89, doi: 10.1158/0008-5472.CAN-11-3511.

14.) Lap Ho et al., „Dietary supplementation with decaffeinated green coffee improves diet-induced insulin resistance and brain energy metabolism in mice", Nutritional Neuroscience (2012), doi: 10.1179/1476830511Y.0000000027.

15.) Liz Szabo, „Coffee Drinkers May Live Longer, Study Suggests", USA Today, 17. Mai 2012.

16.) Jenny Hope, „Junk food fan? Drinking Tea Could Keep the Pounds at Bay", The Daily Mail, 20. Dezember 2010.

17.) Stephen Duffy et al., „Short- and long-term black tea consumption reverses endothelial dysfunction in patients with coronary artery disease", Circulation 104 (2001): 151–56, doi: 10.1161/ 01.CIR.104.2.151.

18.) F. Haidari et al., „Effect of green tea extract on body weight, serum glucose and lipid profile in streptozotocin-induced diabetic rats. A dose response study", Saudi Medicine Journal 33, Nr. 2 (Februar 2012): 128–33.

19.) Kimberly A. Grove et al., „(–)-Epigallocatechin-3-gallate inhibits pancreatic lipase and reduces body weight gain in high fat-fed obese mice", Obesity (2011), doi: 10.1038/oby.2011.139.

20.) L. K. Han et al., „Anti-obesity action of oolong tea", International Journal of Obesity and Related Metabolic Disorders 23, Nr. 1 (Januar 1999): 98–105; R. R. He et al., „Beneficial effects of oolong tea consumption on diet-induced overweight and obese subjects", Chinese Journal of Integrative Medicine 15, no. 1 (February 2009): 34–41. Elektronische Veröffentlichung März 2009.

21.) Dietary Guidelines for Americans, 2010. http://www.ers.usda.gov/AmberWaves/November05/Findings/USFoodConsumption.htm; http://www.ers.usda.gov/Briefing/DietQuality/Availability.htm.

22.) Gladys Block, „Foods contributing to energy intake in the US: Data from NHANES III and NHANES 1999–2000", Journal of Food Composition and Analysis 17, Nr. 3–4 (Juni bis August 2004): 439–47.

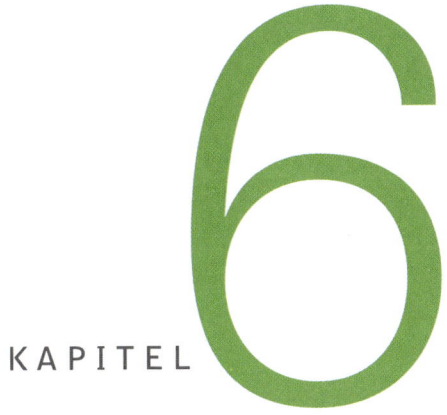

KAPITEL

Die Zubereitung der Smoothies

So weit, so gut. Widmen wir uns nun der eigentlichen Zubereitung der Mahlzeiten, die Sie im Laufe der nächsten 15 Tage genießen werden.

In den ersten fünf Tagen werden Sie einen weißen Smoothie zum Frühstück, einen roten zum Mittagessen und einen grünen zum Abendessen zu sich nehmen, doch Sie können die Smoothies auch untereinander austauschen – solange Sie täglich jeweils alle drei Sorten trinken.

Die oberste Regel, die ich bei der Erstellung dieser Rezepte befolgt habe, war die Wandlungsfähigkeit. Ich weiß, dass jeder einen anderen Geschmack hat, und deshalb biete ich für alle meine Smoothies kleine und größere Abwandlungen an, um sie an eine große Bandbreite von Geschmäckern anzupassen und Ihren Gaumen bei Laune zu halten – denn Langeweile ist der Tod vieler Diäten. Es ist wichtig, dass das, was Sie essen, Ihnen schmeckt. Wenn also Äpfel nicht Ihr Ding sind, verwenden Sie stattdessen eine Birne.

Wenn Sie die Äpfel im weißen Smoothie nicht mögen, werfen Sie Pfirsiche hinein und ersetzen Sie die Vanille durch Zimt. Jedem der drei Smoothie-Grundrezepte folgt eine Auflistung mit Empfehlungen für Ersatzzutaten. Mischen Sie, kombinieren Sie und finden Sie heraus, was Ihnen am besten schmeckt. Es ist wichtig, dass Sie Rezepte finden, die Lust auf mehr machen. Wenn Sie dieses Programm beendet haben, werden Sie ein Smoothie-Mix-Experte sein und nach Herzenslust kombinieren, was an Zutaten vorhanden ist.

Achten Sie auf Ihre Portionen

Ein weiterer wichtiger Hinweis: Wenn Sie mehr als 80 Kilo wiegen, brauchen Sie Portionen, die um ein Drittel größer sind, um alle Nährstoffe und die Energie zu bekommen, die Sie benötigen. Bei den drei Smoothie-Grundrezepten biete ich Ihnen Angleichungen der Portionsgrößen an, damit Sie gleich loslegen können. Wenn Sie im Laufe des Plans dann weniger als 80 Kilo wiegen, passen Sie Ihre Portionsgröße entsprechend nach unten an.

SCHRITT 1: IHRE EINKAUFSLISTE ERSTELLEN

Bitte, gehen Sie nicht mit leerem Magen zum Lebensmittelladen! Und wenn Sie es doch tun, sollten Sie versuchen, die Gänge mit den verführerischsten Nahrungsmitteln zu meiden, falls Sie Sorge haben, diesen nicht widerstehen zu können.

Am Abend bevor Sie mit Phase I beginnen, kaufen Sie alle Zutaten, die Sie benötigen, um die ersten fünf Tage bequem zu überstehen. Denken Sie daran, die Tücken zu meiden, welche die Jo-Jo-Diäthalter oft zum Straucheln bringen: Die richtige Vorbereitung ist wichtig! Ich verspreche Ihnen, dass Sie *keinen* Hunger haben werden, wenn Sie sich an meinen Plan halten. Entscheidend ist aber, wie gesagt, dass Sie nicht in eine Situation geraten, in der Sie die passenden Zutaten für Ihren Mittags-Smoothie nicht zur Hand haben, und entscheiden, nur dieses eine Mal ausnahmsweise stattdessen einen Cheeseburger zu essen. Das geht nicht, insbesondere nicht in Phase I! Füllen Sie Ihre Speisekammer mit den nachfolgend aufgelisteten Lebensmitteln, sodass Sie im Voraus alles im Haus haben, was Sie für diese Diät benötigen.

Obst und Gemüse

- 5 rote Äpfel
- 5 kleine Bananen
- 3 Orangen
- 1 Beutel rote oder grüne Weintrauben
- 5 Birnen
- 2 Avocados
- 10 Tassen Spinat
- 3 Limetten

Tiefgefrorenes

- 4 Beutel gefrorene Himbeeren
- 2 Beutel gefrorene Heidelbeeren

Sonstiges

- Gemahlener Zimt
- Mandeln oder Mandelkleie, je nach Stärke Ihres Mixers
- Neutrales oder Vanille-Eiweißpulver (Auf Seite 213 finden Sie eine ausführliche Erläuterung zum Kauf von Proteinpulver.)
- Ganze oder gemahlene Leinsamen oder Chia-Samen, je nach Stärke Ihres Mixers (Manche Geräte – wie beispielsweise Vitamix oder Blendtec – sind in der Lage, die ganzen Samen zu mahlen. Für weniger starke Mixer sind möglicherweise fertig gemahlene Samen erforderlich.)

Milchprodukte

- 2 Liter fettfreie Bio-Milch (oder Milchersatz)
- 1 kg fettfreier griechischer Naturjoghurt

Getränke

- Kaffee, Tee
- Wasser
- Aromatisiertes Wasser
  (Sorte je nach Geschmack, solange es kalorienfrei ist)

Worauf warten Sie?
Fangen Sie noch heute an!

Kunden und Leser fragen mich häufig, welcher Tag der beste ist, um eine Diät zu beginnen – und ich gebe immer die gleiche Antwort: Heute. Die beste Zeit, um eine Diät zu starten, ist genau jetzt! Doch weil Sie vermutlich einige der Zutaten, die Sie dafür brauchen, nicht im Haus haben, müssen Sie möglicherweise vorab ein wenig planen. Wann beginnt Ihr Wochenzyklus? Menschen, die von Montag bis Freitag arbeiten, empfehle ich häufig, an einem Samstag zu beginnen. Am Freitag gehen Sie nach der Arbeit mit Ihrer Einkaufsliste in den Lebensmittelmarkt, dann wachen Sie am Samstag auf und beginnen mit dem Mixen. Im Laufe des Wochenendes haben Sie mehr Zeit, sich auf die Perfektionierung Ihrer Smoothies zu konzentrieren und sich auf Ihre neue Ernährung einzustellen. Bis Montag sind Sie dann schon beim dritten Tag angekommen und haben Phase I fast schon zur Hälfte hinter sich. Sie haben Schwung und Selbstvertrauen, die sich nach zwei Tagen mit Smoothies einstellen, und kommen so mit den Anforderungen Ihrer Arbeitswoche besser klar. Doch wie gesagt: Jeder Tag ist ein guter Tag, solange es bald ist. Das Wichtigste ist, anzufangen!

Snacks

Bei den Snacks können Sie etwas beliebiges Eiweiß- oder Ballaststoffreiches wählen, das 150 Kalorien (bei Frauen) beziehungsweise 200 Kalorien (bei Männern) nicht übersteigt. Achten Sie darauf, dass Ihr Imbiss mindestens fünf Gramm Eiweiß und fünf Gramm Ballaststoffe enthält, aber nicht mehr als fünf Gramm Fett oder zehn Gramm Zucker. Ab Seite 219 finden Sie eine Liste mit Snack-Vorschlägen. Wählen Sie daraus mehrere, die Sie in den ersten fünf Tagen genießen möchten. Ich würde mich für 450 Gramm Putenfleisch, eine Packung Edamame, Knäckebrot, einen Beutel Babykarotten und etwas Hummus entscheiden. Besorgen Sie außerdem für alle Fälle ein paar zusätzliche Früchte und Gemüse zum Knabbern. Wofür Sie sich auch immer entscheiden: Sorgen Sie dafür, dass Sie genügend Snacks für ganze fünf Tage haben, damit Sie nicht zum Snack-Automaten gehen.

Ein Regenbogen
der guten Gesundheit

Wie bei allen Lebensmitteln gibt es auch bei den Smoothies eine ästhetische Komponente – zum Beispiel die kleinen orangefarbenen, grünen und weißen Streifen, die hübsch miteinander verwoben sind. Dieses ansprechende Aussehen kann Ihren Genuss vergrößern. Die Japaner glauben, dass eine gute Mahlzeit alle fünf Sinne ansprechen sollte, also auch das Auge. Das japanische Konzept „goshiki" besteht darin, dass jede Speise mindestens fünf Farben aufweisen sollte: weiß (Reis, Tofu oder Fisch), gelb (Rührei oder Kürbis), rot oder orange (Karotten oder Süßkartoffeln), grün (ein beliebiges grünes Gemüse nach Wahl) und schwarz, dunkelviolett oder braun (Aubergine oder Algen). Goshiki sorgt dafür, dass eine Speise sowohl die Augen *als auch* den Gaumen anspricht – und dabei auch noch die Hauptkategorien abdeckt, aus denen eine ausgewogene Mahlzeit besteht. In den Vereinigten Staaten haben wir dieses Konzept ziemlich aus den Augen verloren, doch ich denke, dass die Ästhetik eines Essens auch unseren Genuss beeinflusst.

Diese Farben haben auch nährwertbezogen einen wichtigen Sinn. Um die Langeweile zu umgehen, die mit den meisten Diäten einhergeht, bei denen Sie immer wieder die gleichen Lebensmittel essen, haben wir den Schwerpunkt nicht nur auf die Makronährstoffe gelegt – Ballaststoffe, gesunde Fette und so weiter –, sondern auch auf die Spurenelemente; und so kommt Farbe ins Spiel. Rote Lebensmittel enthalten viele Nährstoffe wie Lycopin, welches das Krebsrisiko verringern kann, während orangefarbene und gelbe Lebensmittel Carotinoide zu bieten haben, die das Immunsystem stärken und das Risiko für Herzerkrankungen senken. Schwarze oder blaue Lebensmittel stecken voller Antioxidantien, während weiße Lebensmittel nicht nur hervorragende Kaliumquellen sind, sondern auch das Krebsrisiko verringern können. Grüne Lebensmittel haben natürlich zahlreiche gute Eigenschaften, da sie von Folsäure bis Lutein einfach alles enthalten. Denken Sie also daran: Bunte Lebensmittel sehen nicht nur gut aus, sondern wirken sich auch direkt auf Ihre Gesundheit aus. Um die ganze Bandbreite der Nährstoffe zu bekommen, die Sie brauchen, sollten Sie deshalb jeden Tag einen ganzen Regenbogen an Lebensmitteln zu sich nehmen.

SCHRITT 2: STELLEN SIE EINEN ZEITPLAN AUF

Beginnen Sie heute, und essen Sie fünfmal täglich. Um zu vermeiden, zu hungrig zu werden, sollten Sie sich vorab Gedanken machen, wann genau Sie Ihre drei Smoothies und zwei Snacks zu sich nehmen werden. Ich möchte, dass Ihr erster Diättag ein voller Erfolg wird. Deshalb empfehle ich Ihnen wirklich, diese Zeitplanung am Abend vor dem Beginn oder am Morgen des ersten Tages zu machen. Suchen Sie nach Zeiten, die in Ihren Tagesablauf passen und zu denen Sie sich tatsächlich hinsetzen und sich 15 Minuten für sich selbst nehmen können. Ich esse gern morgens um 7:00 Uhr, dann um 10:00 Uhr, um 13:00 Uhr, um 16:15 Uhr und um 19:30 Uhr. Falls es einfacher ist, an einem Wochenende zu beginnen, wenn Sie mehr Kontrolle über Ihre Zeit haben, dann sollten Sie das auf jeden Fall tun. Gönnen Sie sich die Konzentration, die Sie brauchen. Wichtig ist, dass Sie diese Mahlzeiten und Imbisse gleichmäßig über den Tag verteilen, sodass Sie keinen allzu großen Hunger bekommen und Ihre

Entschlossenheit nicht ins Wanken gerät. Wenn Sie die Mahlzeiten und Snackzeiten im Voraus planen, wird Ihr Körper diese Intervalle akzeptieren und wissen, was ihn erwartet. Es geht darum, diese Konditionierung bewusst zu planen.

Ein Beispiel für einen Zeitplan der Phase I finden Sie auf Seite 138.

SCHRITT 3: DIE SMOOTHIES ZUBEREITEN

Nun haben Sie alles, was Sie brauchen, zu Hause, sodass es mit der Zubereitung Ihres ersten Smoothies losgehen kann!

Mixen Sie Ihren eigenen Smoothie

Jetzt geht es um das ultimative Mixen und Kombinieren bei der Herstellung Ihrer Smoothies!

Bei Smoothies können Sie Ihrer Fantasie freien Lauf lassen: Alle Obst- und Gemüsesorten sind in Ordnung, solange das Gesamtprofil der Mahlzeit zu unseren Ballaststoff- und Eiweiß-Zielen passt. Suchen Sie sich also eine Zutat aus jeder der folgenden Kategorien aus, und beginnen Sie mit dem Mixen!

Zutatenkategorien:

- Flüssige Basis

- Eiweiß

- Gesundes Fett

- Ballaststoffreiches Kohlenhydrat

ZUTATENKATEGORIE 1: FLÜSSIGE BASIS
Wählen Sie eine Zutat aus:

Wasser (so viel Sie wollen)

Aromatisiertes Wasser
Powerade Zero
Vitaminwater Zero

Milch
Fettfreie oder fettarme Milch (maximal eine ¾ Tasse)

Milchersatz (maximal eine ¾ Tasse)
Mandelmilch
Hanfmilch
Hafermilch
Reismilch
Sojamilch

ZUTATENKATEGORIE 2: EIWEISS

Wählen Sie eine Zutat aus:

Eiweißpulver
Naturreis
Aus Milch (Molke oder Kasein)
Hühnereiweiß
Erbse
Soja

Tofu (ich mag weichen, normalen Tofu oder Seidentofu)

Joghurt
Fettfreier griechischer Joghurt
Fettfreier normaler Joghurt

ZUTATENKATEGORIE 3: GESUNDES FETT

Wählen Sie eine Zutat aus:

Avocado

Nüsse
Mandeln
Macadamia
Walnüsse
Erdnüsse (offiziell ein Gemüse, doch wir ordnen sie unter den Nüssen ein)

Samen
Chia-Samen (immer direkt vor dem Verzehr hinzufügen)
Leinsamen
Kürbiskerne (roh und ungesalzen)
Sonnenblumenkerne (roh und ungesalzen)

ZUTATENKATEGORIE 4:
BALLASTSTOFFREICHES KOHLENHYDRAT

Wählen Sie eine Zutat aus:

Obst

Es passt zwar eigentlich fast alles, wenn es um Obst und Gemüse geht, doch Sie sollten wissen, dass manche Früchte mehr Ballaststoffe enthalten als andere. Brombeeren und Himbeeren enthalten beispielsweise unglaublich viele Ballaststoffe, während das bei Bananen und Melonen nicht der Fall ist. Damit will ich keinesfalls sagen, dass Sie keine Bananen für Ihre Smoothies verwenden sollen, doch wenn Sie es tun, brauchen Sie darüber hinaus eine zusätzliche Ballaststoffquelle wie Chia-Samen (die außerdem ein gesundes Fett liefern) oder Flohsamen, um das erforderliche Nährwertprofil zu erreichen. Wenn Sie sich also einen Piña-Colada-Smoothie zubereiten, müssen Sie Anpassungen vornehmen, um den geringen Ballaststoffgehalt von Ananas und Bananen auszugleichen.

Früchte mit besonders hohem Ballaststoffgehalt

Brombeeren	1 Tasse	8 g
Himbeeren	1 Tasse	8 g
Birne	1 mittelgroße mit Schale	6 g
Orange	1 mittelgroße	4 g
Apfel	1 mittelgroßer mit Schale	4 g
Heidelbeeren	1 Tasse	4 g

Da wir gerade von Piña-Colada-Smoothies sprechen: Bestimmte Früchte haben einen höheren Kaloriengehalt als andere. Sie dürfen diese auf jeden Fall essen, aber auch hier muss erwähnt werden, dass Sie dann bestimmte Anpassungen vornehmen müssen, um gute

Ergebnisse zu erzielen. Ihr Piña-Colada-Smoothie wird etwas kleiner sein als Ihr Apfelkuchen-Smoothie, da eine Banane Gramm für Gramm fast doppelt so viele Kalorien hat wie ein Apfel, aber nur halb so viele Ballaststoffe. Ein Smoothie mit Himbeeren oder Brombeeren hingegen enthält sowohl viele Ballaststoffe als auch wenig Zucker, sodass Ihre Portion ein wenig größer sein kann.

Früchte mit dem höchsten Zuckergehalt

Mango	1 Tasse	30 g
Rote, kernlose Trauben	1 Tasse	25 g
Papaya	1 Tasse	20 g
Banane	1 mittelgroße	20 g

Früchte mit dem niedrigsten Zuckergehalt

Cranberrys	1 Tasse, roh	4 g
Himbeeren	1 Tasse	5 g
Heidelbeeren	1 Tasse	14 g
Grapefruit	1 Tasse	16 g

Gemüse

Wenn es um Gemüse geht, gibt es keine Grenzen – außer bei den besonders fettreichen Sorten wie Avocados und Oliven. Ich sage nicht, dass diese schlecht sind – keinesfalls –, aber für unsere Zwecke gehören sie in die Kategorie der gesunden Fette, nicht zu den ballaststoffreichen Kohlenhydraten, und sollten sparsam verwendet werden.

Am besten mischt sich in Smoothies grünes Blattgemüse. In unserem grünen Smoothie beginnen Sie mit unserem Favoriten Spinat. Er hat einen milden Geschmack, liefert aber trotzdem all die wunderbaren gesundheitlichen Vorteile von grünem Gemüse. Wie immer empfehle ich, dass Sie den zweiten Schritt nicht vor dem ersten tun: Probieren Sie erst den sanfteren Spinat und Kopfsalat, bevor Sie Mangold und Grünkohl testen.

Grünes Blattgemüse

Spinat
Grünkohl
Kopfsalat oder andere grüne Salatsorten
(Römersalat, Rucola und so weiter)
Mangold
Brunnenkresse
Anderes grünes Blattgemüse
(Kohl, Brauner Senf, Pak Choi, Blätter der Roten Beete)

Anderes gutes Gemüse

Brokkoli
Gurke
Radicchio

Weitere Geschmacksakzente

Zimt
Ingwer
Kräuter (Basilikum, Minze)
Zitrone
Limette
Vanille

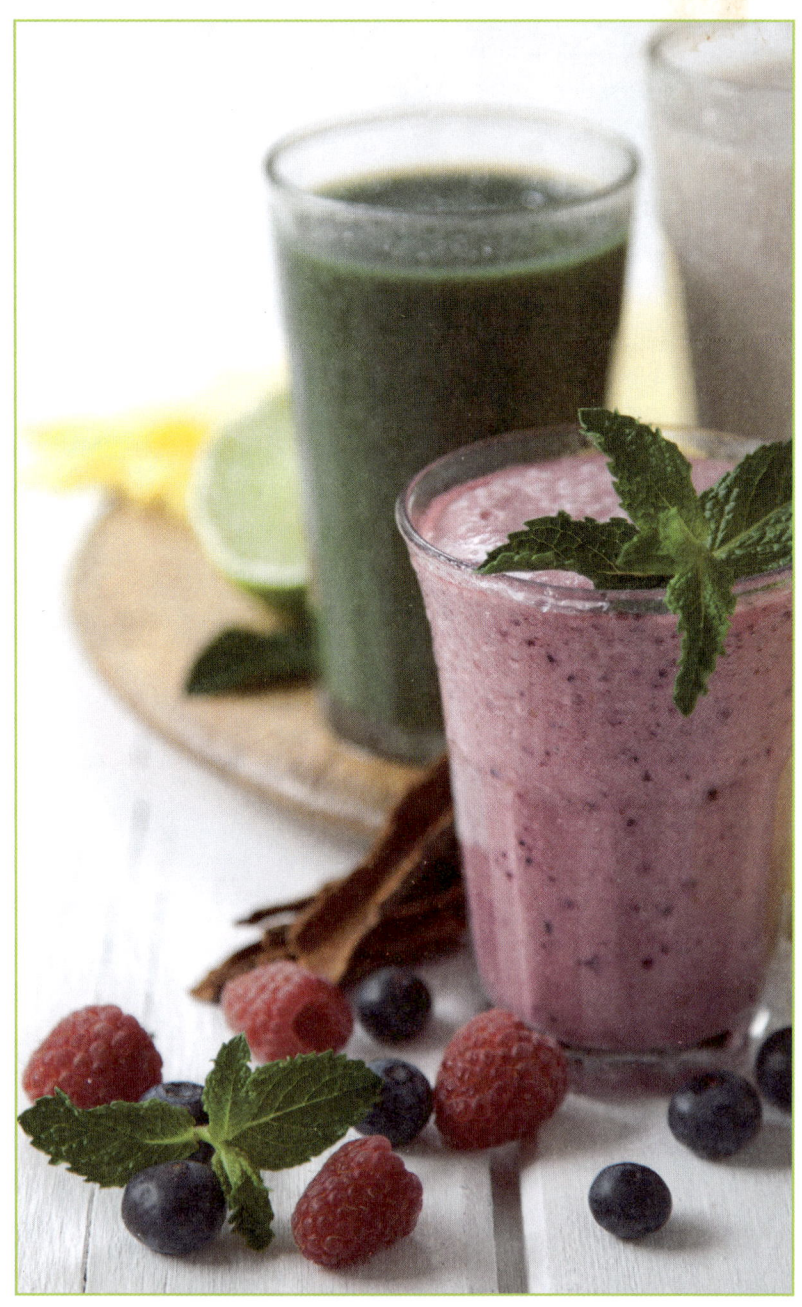

Smoothie-Rezepte

Frühstück

Weißer Smoothie

Tipps:

Schälen Sie Äpfel nicht, denn die Schale enthält besonders viele Ballaststoffe.

Es ist eine gute Idee, einige Bananen mehr zu kaufen, sie zu schälen und für zukünftige Smoothies einzufrieren.

Smoothies lassen sich schneller mixen, wenn Sie zuerst die Flüssigkeit in den Mixer füllen. Falls Sie dünnere Drinks bevorzugen, können Sie noch Eiswürfel oder kaltes Wasser hinzufügen. Damit erhalten Sie mehr Volumen ohne zusätzliche Kalorien.

In einem Mixer oder einer Küchenmaschine die Mandeln fein mahlen. (Wenn Ihr Mixer nicht kräftig genug ist, um Mandeln zu mahlen, können Sie stattdessen gemahlene Mandeln oder Mandelkleie kaufen.) Fügen Sie den Apfel, die Banane, den Joghurt, die Milch und den Zimt hinzu. Mixen, bis die gewünschte Konsistenz erreicht ist.

Zutaten (1 Portion)

5 rohe Mandeln, ganz oder gehackt
1 roter Apfel, ungeschält, entkernt und zerkleinert
1 kleine Banane, gefroren und in Stücke geschnitten
¾ Tasse fettfreier griechischer Naturjoghurt
½ Tasse fettfreie Milch
½ Teelöffel gemahlener Zimt (oder nach Belieben)

Kalorien: 325
Fettgehalt: 4 Gramm
Kohlenhydrate: 56 Gramm
Eiweiß: 19 Gramm
Ballaststoffe: 8 Gramm

Abgewandelte Version
(wenn Sie mehr als 80 Kilo wiegen)

7 rohe Mandeln, ganz oder gehackt
1⅓ rote Äpfel, ungeschält, entkernt und zerkleinert
1⅓ kleine Bananen, gefroren und in Stücke geschnitten
1 Tasse fettfreier griechischer Naturjoghurt
¾ Tasse fettfreie Milch
¾ Teelöffel gemahlener Zimt (oder nach Belieben)

Kalorien: 415
Fettgehalt: 5 Gramm
Kohlenhydrate: 70 Gramm
Eiweiß: 25 Gramm
Ballaststoffe: 11 Gramm

Ersatzvorschläge

Basisfrucht	Geschmacksakzent
Apfel	Zimt (nach Belieben)
Birne	Ingwer (nach Belieben)
Pfirsich	Vanille (nach Belieben)

Warum diese Zutaten?

Ich habe diese Rezepte mit dem Ziel entwickelt, Ihnen nicht nur beim Abnehmen zu helfen, sondern auch Ihre Gesamtgesundheit zu verbessern. Jede Grundzutat hat bestimmte, für Ihre Gesundheit wichtige, positive Eigenschaften. In Anhang A finden Sie eine Aufstellung der wichtigsten Zutaten aller drei Farb-Smoothies und eine Erklärung, warum sie bei Ihrem Körper Wunder bewirken werden.

Mittagessen

Roter Smoothie

Nichts übertrifft frische Beeren als Snack. Im gefrorenen Zustand sind diese Früchte jedoch das ganze Jahr über eine wichtige Reservezutat für Frostys und Smoothies. Schockgefrostetes Obst hat dieselben Nährwerte wie frische Früchte, solange Sie Marken wählen, die keinen Zucker hinzufügen. (Die meisten tun das nicht.) Fühlen Sie sich frei, die Beeren Ihrer Wahl miteinander zu kombinieren – Erdbeeren und Brombeeren sind beispielsweise gut gegeneinander austauschbar. Achten Sie darauf, eher gemahlene als ganze Leinsamen zu verwenden, es sei denn, Ihr Mixer ist stark genug, die Samen zu zerkleinern.

In einem Mixer oder einer Küchenmaschine mixen Sie die Himbeeren, die Heidelbeeren, die Orange, das Eiweißpulver und die Leinsamen miteinander. Mixen Sie so lange, bis die Konsistenz Ihren Wünschen entspricht. Fügen Sie den Apfel, die Banane, den Joghurt, die Milch und den Zimt hinzu. Mixen, bis die gewünschte Konsistenz erreicht ist.

Zutaten (1 Portion)

1 Tasse gefrorene Himbeeren
¼ Tasse gefrorene Heidelbeeren
½ Orange, geschält
1 Messlöffel Vanille-Eiweißpulver
1 Esslöffel gemahlene Leinsamen
(oder ganze Leinsamen, je nach Mixer)

Tipp:
Wenn Sie wollen, können Sie diesen Smoothie im Voraus zubereiten. Mixen Sie ihn am Morgen, füllen Sie den Drink in einen Shaker und nehmen Sie ihn darin mit zur Arbeit. Bewahren Sie den Smoothie im Kühlschrank auf, bis Sie ihn brauchen. Wenn Sie möchten, können Sie dann noch Eiswürfel hinzufügen. Das Getränk vor dem Genuss gut schütteln.

Kalorien: 271
Fettgehalt: 5 Gramm
Kohlenhydrate: 43 Gramm
Eiweiß: 27 Gramm
Ballaststoffe: 11 Gramm

Abgewandelte Version
(wenn Sie mehr als 80 Kilo wiegen)

1⅓ Tassen gefrorene Himbeeren
½ Tasse gefrorene Heidelbeeren
½ Orange, geschält
1⅓ Messlöffel Vanille-Eiweißpulver
1½ Esslöffel gemahlene Leinsamen
¾ Tasse kaltes Wasser

Kalorien: 325
Fettgehalt: 7 Gramm
Kohlenhydrate: 55 Gramm
Eiweiß: 36 Gramm
Ballaststoffe: 14 Gramm

Ersatzvorschläge

Basisfrucht	Ballaststoffe/ gesundes Fett	Eiweiß
Heidelbeeren/ Himbeeren	Leinsamen	Vanille-Eiweißpulver
Erdbeeren	Chia-Samen	Eiweißpulver mit anderem Geschmack
Brombeeren	Gemahlene Walnüsse	Fettfreier griechischer Joghurt

Abendessen

Grüner Smoothie

Das ist eine tolle Möglichkeit, grünes Blattgemüse zu Ihrem Speiseplan hinzuzufügen. Hier wird Spinat mit süßen Trauben und Birnen, mit cremigem Joghurt und Avocado sowie einem Spritzer Limettensaft kombiniert. Damit es besonders gut schmeckt, sollten Sie für dieses Rezept eine reife Birne verwenden.

In einem Mixer oder einer Küchenmaschine den Spinat, die Birne, die Trauben, den Joghurt, die Avocado und den Limettensaft mixen, bis die Konsistenz Ihren Wünschen entspricht.

Zutaten (2 Portionen)

2 Tassen Spinatblätter (gehäuft)
1 reife Birne, ungeschält, entkernt und zerkleinert
15 grüne oder rote Trauben
3/4 Tasse fettfreier griechischer Naturjoghurt
2 Esslöffel gehackte Avocado
1–2 Esslöffel frischer Limettensaft

Tipp:
Da Sie nur einen Teil der Avocado nutzen, sollten Sie den Rest für Ihre nächsten beiden grünen Smoothies aufbewahren. Schneiden Sie ein Stück heraus, bevor Sie den Rest der Avocado fest in Klarsichtfolie einwickeln und im Kühlschrank aufbewahren, bis Sie ihn brauchen. Die Avocado hält sich im Kühlschrank mehrere Tage.

Kalorien: 275
Fettgehalt: 6 Gramm
Kohlenhydrate: 48 Gramm
Eiweiß: 20 Gramm
Ballaststoffe: 9 Gramm

Abgewandelte Version
(wenn Sie mehr als 80 Kilo wiegen)

2½ Tassen Spinatblätter (gehäuft)

1½ reife Birnen, ungeschält, entkernt und zerkleinert

20 grüne oder rote Trauben

1 Tasse fettfreier griechischer Naturjoghurt

2½ Esslöffel gehackte Avocado

2 Esslöffel frischer Limettensaft

(oder nach Belieben)

Kalorien: 315
Fettgehalt: 8 Gramm
Kohlenhydrate: 65 Gramm
Eiweiß: 27 Gramm
Ballaststoffe: 12 Gramm

Ersatzvorschläge

Gemüse	Obst	Gesundes Fett	Eiweiß	Zum Süßen
Spinat	Birne	Avocado	Griechischer Joghurt	Trauben
Grünkohl	Apfel	Mandeln	Seidentofu	Gefrorene Ananas
Rucola	Banane	Walnüsse	Fettfreie Milch	
Römersalat		Chia-Samen		

Herzlichen Glückwunsch!

Sie haben soeben den ersten Tag der Phase I abgeschlossen – und gelernt, wie einfach es ist, für den Rest Ihres Lebens nahrhafte Mahlzeiten herzustellen.

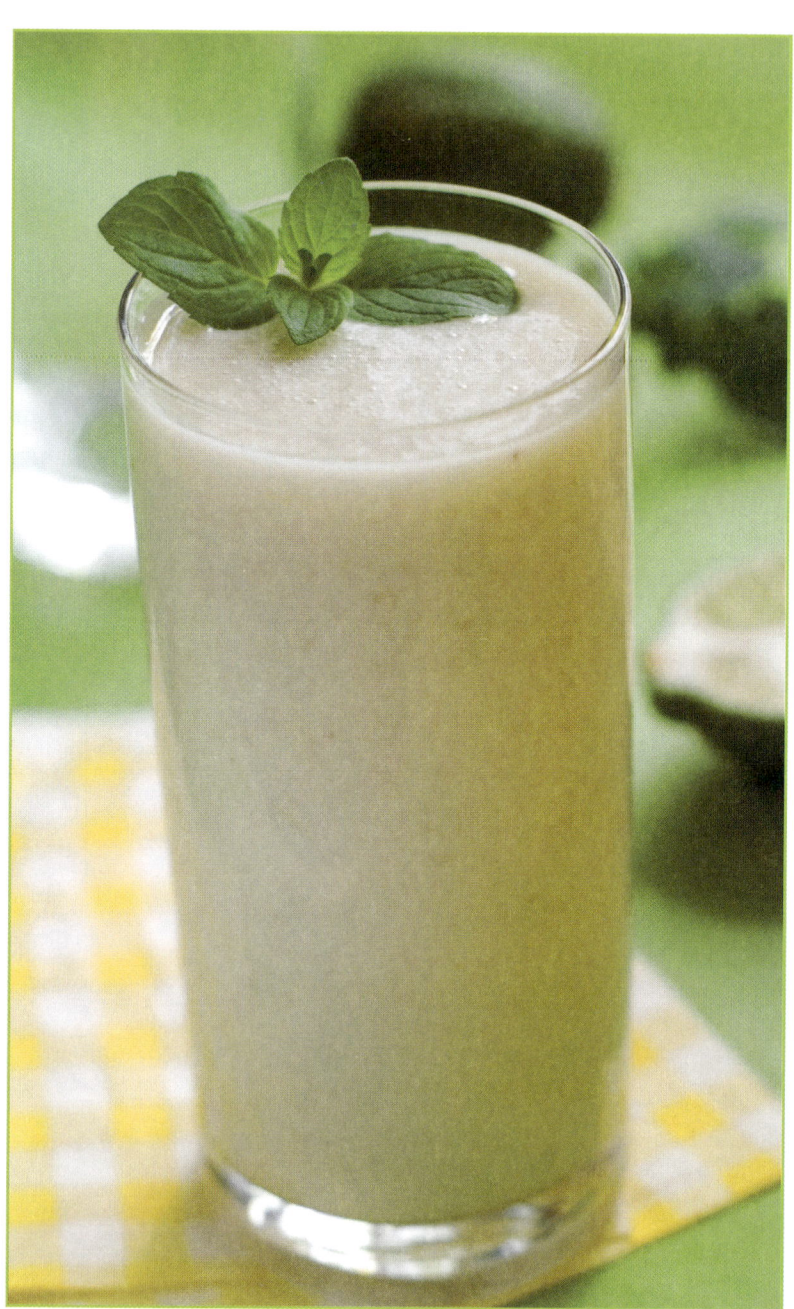

Weitere Smoothie-Rezepte

Weiße Smoothies

Apfelkuchen-Smoothie

Schälen Sie Äpfel nicht, denn die Schale enthält besonders viele Ballaststoffe. Es ist eine gute Idee, einige Bananen mehr zu kaufen, sie zu schälen und für zukünftige Smoothies einzufrieren.

In einem Mixer oder einer Küchenmaschine die Mandeln fein mahlen. Den Apfel, die Banane, den Joghurt, die Milch und den Zimt hinzufügen und mixen, bis die Konsistenz Ihren Wünschen entspricht.

Zutaten (1 Portion)

5 rohe Mandeln
1 roter Apfel, ungeschält, entkernt und zerkleinert
1 kleine, gefrorene Banane, zerkleinert
170 g fettfreier griechischer Naturjoghurt
1/2 Tasse fettfreie Milch
1/2 Teelöffel gemahlener Zimt (oder nach Belieben)

Extratipp:
Smoothies lassen sich schneller mixen, wenn Sie zuerst die Flüssigkeit in den Mixer füllen. Falls Sie dünnere Drinks bevorzugen, können Sie noch Eiswürfel oder kaltes Wasser hinzufügen. Damit erhalten Sie mehr Volumen ohne zusätzliche Kalorien.

Kalorien: 325
Fettgehalt: 4 Gramm
Kohlenhydrate: 56 Gramm
Eiweiß: 19 Gramm
Ballaststoffe: 8 Gramm

Pfirsich-Ingwer-Smoothie

Beachten Sie: Je reifer die Frucht ist, desto süßer wird der Smoothie. Wenn Pfirsiche gerade Saison haben, sollten Sie den reifsten wählen, den Sie finden können. Andernfalls verwenden Sie gefrorene Pfirsiche

In einem Mixer oder einer Küchenmaschine die Pfirsiche, den Joghurt, den Limettensaft und den Ingwer mixen, bis die Konsistenz Ihren Wünschen entspricht. In ein hohes Glas füllen. Vorsichtig die Himbeeren unterrühren und mit den Pistazien garnieren.

Zutaten (1 Portion)

2 Pfirsiche, entsteint und zerkleinert
170 g fettfreier griechischer Joghurt
2 Esslöffel frischer Limettensaft
½ Teelöffel geschälter, fein gehackter, frischer Ingwer oder eine Prise gemahlener Ingwer
½ Tasse frische Himbeeren
10 Pistazienkerne, zerkleinert oder grob gehackt (ungesalzen)

Serviertipp:

Mixen Sie die Himbeeren nicht mit und füllen Sie diese stattdessen ganz in das Glas. Servieren Sie diesen Smoothie mit einem Löffel, damit Sie die Beeren löffeln können.

Kalorien: 300
Fettgehalt: 2 Gramm
Kohlenhydrate: 41 Gramm
Eiweiß: 27 Gramm
Ballaststoffe: 9 Gramm

Smoothie „Tropischer Morgen"

Griechischer Joghurt enthält fast doppelt so viel Eiweiß wie normaler Joghurt. Zusammen mit seiner cremigen Konsistenz macht ihn das zu einem idealen Bestandteil eines gesunden Smoothies. Wenn Sie allerdings keinen griechischen Joghurt bekommen, können Sie ihn auch durch fettfreie Milch, Mandelmilch oder Sojamilch ersetzen.

In einem Mixer oder einer Küchenmaschine die Mango, die Ananas, die Banane, den Joghurt und die Leinsamen mixen, bis sie die gewünschte Konsistenz haben.

Zutaten (1 Portion)

½ Tasse frische oder gefrorene Mangostücke
½ Tasse frische Ananasstücke
1 gefrorene Banane, in Stücken
170 g fettfreier griechischer Naturjoghurt
2 Esslöffel gemahlene Leinsamen

Einkaufstipp:

Wenn Sie die Wahl haben, sollten Sie für dieses Rezept frische Ananas der Dosenananas vorziehen.

Kalorien: 300
Fettgehalt: 6 Gramm
Kohlenhydrate: 38 Gramm
Eiweiß: 22 Gramm
Ballaststoffe: 8 Gramm

Birnen-Gewürz-Smoothie

Dieser Drink ist im Herbst besonders lecker,
wenn die Birnen reif sind.

In einem Mixer oder einer Küchenmaschine die Birne, die Banane, den
Ingwer, den Zimt, die Muskatnuss, das
Eiweißpulver und das Eis mixen, bis
die Konsistenz Ihren Wünschen entspricht.

Zutaten (1 Portion)

1 Birne, ungeschält,
entkernt und
zerkleinert
1 gefrorene Banane,
in Stücken
1 Teelöffel geschälter,
fein gehackter, frischer
Ingwer oder eine Prise
gemahlener Ingwer
1 Prise gemahlener Zimt
1 Prise Muskatnuss
2 Esslöffel Vanille-
Eiweißpulver
oder neutrales
Eiweißpulver
½ Tasse Eiswürfel
oder Eisstückchen

Einkaufstipp:

Experimentieren Sie mit den
verschiedenen Eiweißpulversor-
ten, die erhältlich sind. Wenn Sie
eines gefunden haben, das Ihnen
schmeckt, können Sie Geld sparen,
indem Sie eine große Packung
davon kaufen.

Kalorien: 300
Fettgehalt: 2 Gramm
Kohlenhydrate: 55 Gramm
Eiweiß: 25 Gramm
Ballaststoffe: 10 Gramm

Herbstfrucht-Frosty

Der vertraute Geschmack dieses milden Smoothies
ist etwas für die ganze Familie.

In einem Mixer oder einer Küchenmaschine den Apfel, die Birne, den
Joghurt, die Erdnussbutter und das Eis
mixen, bis die Konsistenz Ihren Wünschen entspricht.

Zutaten (1 Portion)

1 grüner Apfel,
ungeschält, entkernt
und zerkleinert
1 reife grüne Birne,
ungeschält, entkernt
und zerkleinert
170 g fettfreier griechi-
scher Naturjoghurt
2 Teelöffel
Erdnussbutter
1 Tasse kleine Eiswürfel
oder Eisstückchen

Kalorien: 300
Fettgehalt: 4 Gramm
Kohlenhydrate: 52 Gramm
Eiweiß: 18 Gramm
Ballaststoffe: 10 Gramm

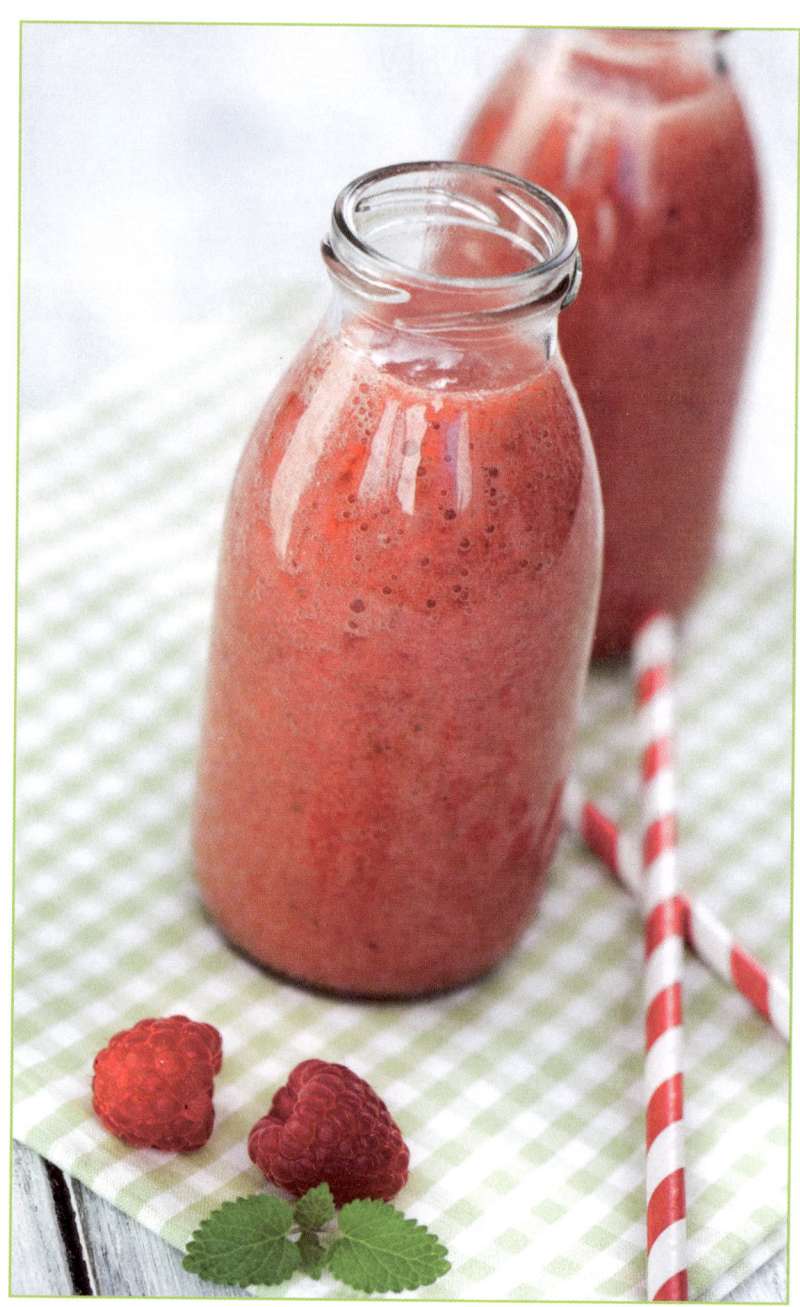

Rote Smoothies

Rubinroter Frosty

Nichts übertrifft frische Beeren als Snack. Im gefrorenen Zustand sind diese Früchte jedoch das ganze Jahr über für Frostys zu haben. Fühlen Sie sich frei, die Beeren Ihrer Wahl miteinander zu kombinieren – statt Erdbeeren kann man zum Beispiel genauso gut Brombeeren verwenden. Achten Sie darauf, eher gemahlene als ganze Leinsamen zu verwenden.

In einem Mixer oder einer Küchenmaschine die Himbeeren, die Heidelbeeren, die Orange, das Eiweißpulver und die Leinsamen mixen, bis die Konsistenz Ihren Wünschen entspricht.

Zutaten (1 Portion)

1 Tasse gefrorene Himbeeren
¼ Tasse gefrorene Heidelbeeren
½ Orange, geschält
2 Esslöffel Vanille-Eiweißpulver oder neutrales Eiweißpulver
1 Esslöffel gemahlene Leinsamen

Vorbereitungstipp:

Füllen Sie den Smoothie in einen Shaker und bewahren Sie ihn im Kühlschrank auf, bis Sie ihn brauchen. Wenn Sie möchten, können Sie dann noch Eiswürfel hinzufügen. Das Getränk vor dem Genuss gut schütteln.

Kalorien: 270
Fettgehalt: 5 Gramm
Kohlenhydrate: 34 Gramm
Eiweiß: 27 Gramm
Ballaststoffe: 11 Gramm

Beeren-Smoothie

Wählen Sie die Beeren für diese süße Versuchung je nach Saison. Beeren haben gerade nicht Saison? Dann funktioniert es auch perfekt mit gefrorenen Beeren!

In einem Mixer oder einer Küchenmaschine die Himbeeren, die Kirschen, die Milch, die Orange und das Eiweißpulver mixen, bis die Konsistenz Ihren Wünschen entspricht.

Zutaten (1 Portion)

¾ Tasse frische oder gefrorene Himbeeren
¾ Tasse frische oder gefrorene entsteinte Kirschen
½–¾ Tasse fettfreie Milch, Mandelmilch oder Sojamilch
1 Orange, geschält
2 Esslöffel Vanille-Eiweißpulver oder neutrales Eiweißpulver

Nährwerttipp:

Wenn Sie statt Orangensaft die ganze Orange zum Mixen verwenden, nutzen Sie alle Ballaststoffe und Vitamine der Frucht, und zwar ohne die Füllstoffe oder Zucker, die Säfte manchmal enthalten.

Kalorien: 275
Fettgehalt: 5 Gramm
Kohlenhydrate: 42 Gramm
Eiweiß: 21 Gramm
Ballaststoffe: 10 Gramm

Steinfrucht-Smoothie

Manchmal ziehen wir frische Früchte den gefrorenen vor. Smoothies werden jedoch durch eine zusätzliche eisige und erfrischende Konsistenz bereichert, wenn Sie gefrorenes Obst verwenden.

In einem Mixer oder einer Küchenmaschine die Pfirsiche, die Aprikose, die Erdbeeren, den Joghurt, die Leinsamen und das Eis mixen, bis die Konsistenz Ihren Wünschen entspricht.

Zutaten (1 Portion)

2 Pfirsiche, entsteint und in kleine Stücke geschnitten
1 Aprikose, entsteint und in kleine Stücke geschnitten
1 Tasse frische oder gefrorene Erdbeeren
170 g fettfreier griechischer Naturjoghurt
2 Esslöffel gemahlene Leinsamen
1 Tasse kleine Eiswürfel oder Eisstückchen

Einkaufstipp:

Wenn die Pfirsiche mehlig sind, sollten Sie stattdessen gefrorene Früchte verwenden. Es gibt keine Aprikosen? Dann nehmen Sie als Ersatz mehr Pfirsiche.

Kalorien: 310
Fettgehalt: 7 Gramm
Kohlenhydrate: 46 Gramm
Eiweiß: 20 Gramm
Ballaststoffe: 11 Gramm

Erdnussbutter-Bananen-Smoothie

Ihre Lieblingsgeschmacksrichtungen fürs Frühstücksbrötchen können auch zu einem leckeren Mittagsdrink kombiniert werden.

In einem Mixer oder einer Küchen-maschine die Erdbeeren, die Banane, die Erdnussbutter, den Joghurt und das Eis mixen, bis die Konsistenz Ihren Wünschen entspricht.

Zutaten (1 Portion)

2 Tassen frische oder gefrorene Erdbeeren, in kleine Stücke ge-schnitten
1 gefrorene Banane, in kleine Stücke geschnitten
2 Teelöffel Erdnussbutter
120 g fettfreier griechischer Naturjoghurt oder fettfreie Milch
½ Tasse Eiswürfel oder Eisstückchen

Vorratstipp:

Haben Sie überreife Beeren oder Früchte? Werfen Sie diese nicht weg, sondern frieren Sie sie für Smoothies ein. Bereiten Sie das Obst vor, sodass es fertig zur Verwendung ist. Sie können sogar verschiedene vorbereitete Obst-sorten im selben Beutel einfrieren.

Kalorien: 310
Fettgehalt: 7 Gramm
Kohlenhydrate: 47 Gramm
Eiweiß: 17 Gramm
Ballaststoffe: 9 Gramm

Himbeer-Zitronen-Smoothie

Garnieren Sie Ihr Glas mit einem Stückchen Zitronenschale.

In einem Mixer oder einer Küchen-maschine die Himbeeren, die Ca-shewkerne, den Zitronensaft, den Joghurt und das Eis mixen, bis die Konsistenz Ihren Wünschen entspricht. Nach Belieben das Glas mit der Zitro-nenschale verzieren.

Zutaten (1 Portion)

1 Tasse
gefrorene Himbeeren
12 rohe Cashewkerne
3 Esslöffel Zitronensaft
170 g fettfreier
griechischer
Naturjoghurt
¾ Tasse Eiswürfel
oder Eisstückchen
1 Stück Zitronenschale
(optional)

Einkaufstipp:
Haben Sie keine Zeit, Zitronen auszupressen? Dann kaufen Sie reinen Zitronensaft in der Flasche.

Kalorien: 274
Fettgehalt: 9 Gramm
Kohlenhydrate: 31 Gramm
Eiweiß: 21 Gramm
Ballaststoffe: 10 Gramm

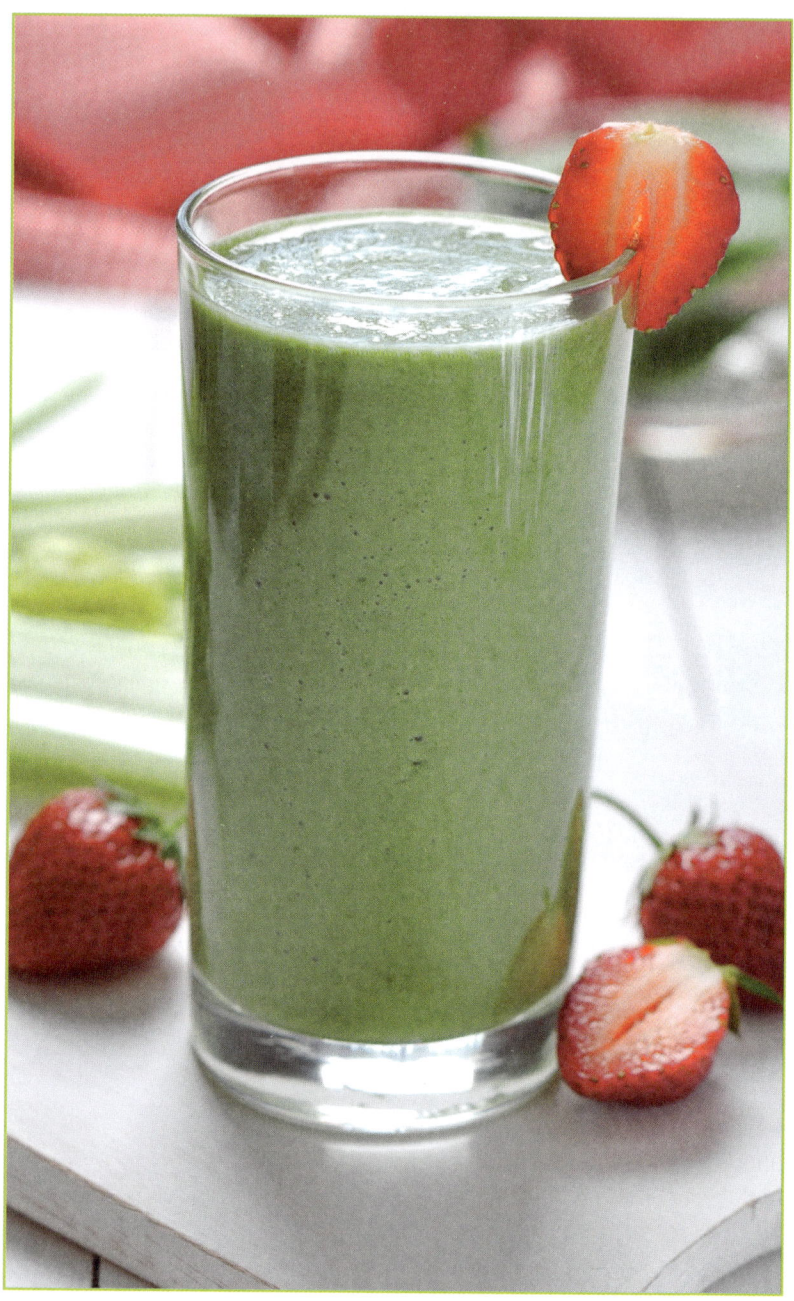

Grüne Smoothies

Süßer Spinat-Smoothie

Ein Spinat-Smoothie ist eine hervorragende Möglichkeit, um Ihren Speiseplan um grünes Blattgemüse zu bereichern. In diesem Fall wird der Spinat mit süßen Weintrauben und Birnen, cremigem Joghurt, Avocado und einem Spritzer Limettensaft kombiniert. Um den bestmöglichen Geschmack zu erhalten, sollten Sie für dieses Rezept eine reife Birne wählen.

In einem Mixer oder einer Küchenmaschine den Spinat, die Birne, die Trauben, den Joghurt, die Avocado und (nach Geschmack) den Limettensaft mixen, bis die Konsistenz Ihren Wünschen entspricht.

Zutaten (1 Portion)

2 Tassen Spinatblätter, gehäuft
1 reife Birne, geschält, entkernt und zerkleinert
15 grüne oder rote Weintrauben
170 g fettfreier griechischer Naturjoghurt
2 Esslöffel Avocadowürfel
1–2 Esslöffel frischer Limettensaft

Vorratstipp:

Da Sie nur einen Teil der Avocado nutzen, schneiden Sie ein Stück heraus, bevor Sie den Rest der Avocado fest in Klarsichtfolie einwickeln und im Kühlschrank aufbewahren, bis Sie ihn brauchen.

Kalorien: 315
Fettgehalt: 7 Gramm
Kohlenhydrate: 43 Gramm
Eiweiß: 25 Gramm
Ballaststoffe: 9 Gramm

Grüner Mango-Smoothie

Dieser Drink enthält zwar Mangold, aber Sie können diesen auch durch Spinat, Grünkohl oder ein anderes dunkelgrünes Blattgemüse ersetzen.

In einem Mixer oder einer Küchenmaschine den Mangold, die Mangostücke, die Heidelbeeren, das Eiweißpulver und das Eis mixen, bis die Konsistenz Ihren Wünschen entspricht.

Zutaten (1 Portion)

1½ Tassen Mangold, zerkleinert
1 Tasse frische oder gefrorene Mangostücke
½ Tasse frische oder gefrorene Heidelbeeren
2 Esslöffel neutrales Eiweißpulver
½ Tasse Eiswürfel oder Eisstückchen

Extratipp:

Denken Sie daran, die unbrauchbaren Teile des Mangolds herauszuschneiden, bevor Sie ihn in den Mixer füllen. Die dicken, holzigen Stängel sind zu fest zum Mixen.

Kalorien: 320
Fettgehalt: 2 Gramm
Kohlenhydrate: 64 Gramm
Eiweiß: 20 Gramm
Ballaststoffe: 9 Gramm

Kiwi-Erdbeer-Smoothie

Junger Rucola bringt eine pfefferige Note in dieses erfrischende Getränk. Diese leckeren, kleinen Blätter sind eine wunderbar flexible Zutat: Sie schmecken köstlich frisch im Salat, gekocht als Beilage oder gemixt in einem Smoothie.

In einem Mixer oder einer Küchenmaschine den Rucola, die Kiwis, die Erdbeeren, die Banane und das Eiweißpulver mixen, bis die Konsistenz Ihren Wünschen entspricht.

Zutaten (1 Portion)

2 Tassen junger Rucola
2 Kiwis, geschält and zerkleinert
5 frische oder gefrorene Erdbeeren, in kleine Stücke geschnitten
1 gefrorene Banane, in kleine Stücke geschnitten
2 Esslöffel Eiweißpulver

Extratipp:
Fügen Sie zur Erhöhung des Ballaststoffanteils Schalen von Äpfeln, Pfirsichen oder Birnen zu Ihrem Smoothie hinzu. Für diesen Smoothie müssen Sie die Kiwi schälen, da ihre Haut zu hart ist.

Kalorien: 300
Fettgehalt: 3 Gramm
Kohlenhydrate: 54 Gramm
Eiweiß: 21 Gramm
Ballaststoffe: 9 Gramm

Gurken-Limetten-Smoothie

In einem Mixer oder einer Küchenmaschine die Gurke, den Limettensaft, die Weintrauben, den Joghurt und das Eis mixen, bis die Konsistenz Ihren Wünschen entspricht. Mit den Pfefferminzblättern garnieren.

Zutaten (1 Portion)

1 kleine Salatgurke,
geschält und entkernt
1 Esslöffel frischer
Limettensaft
10 gefrorene grüne
Weintrauben
170 g fettfreier
griechischer Joghurt
½ Tasse Eiswürfel
oder Eisstückchen
1–2 frische Pfefferminz-
blätter zum Garnieren

Kalorien: 320
Fettgehalt: 1 Gramm
Kohlenhydrate: 63 Gramm
Eiweiß: 22 Gramm
Ballaststoffe: 6 Gramm

Karibischer Grünkohl-Smoothie

Kokosnussextrakt verleiht diesem leckeren Smoothie eine tropische Note.

In einem Mixer oder einer Küchenmaschine den Grünkohl, die Banane, die Mango, das Eiweißpulver, den Kokosnussextrakt und das Eis mixen, bis die Konsistenz Ihren Wünschen entspricht.

Zutaten (1 Portion)

1 Tasse Grünkohl, zerkleinert
1 kleine gefrorene Banane, in kleine Stücke geschnitten
1 Tasse gefrorene Mangostücke
2 Esslöffel neutrales Eiweißpulver
½ Teelöffel Kokosnussextrakt
1 Tasse Eiswürfel oder Eisstückchen

Extratipp:
Verwenden Sie zerstoßenes Eis („crushed ice"), damit Sie das Getränk leichter mixen können.

Kalorien: 310
Fettgehalt: 2 Gramm
Kohlenhydrate: 56 Gramm
Eiweiß: 26 Gramm
Ballaststoffe: 9 Gramm

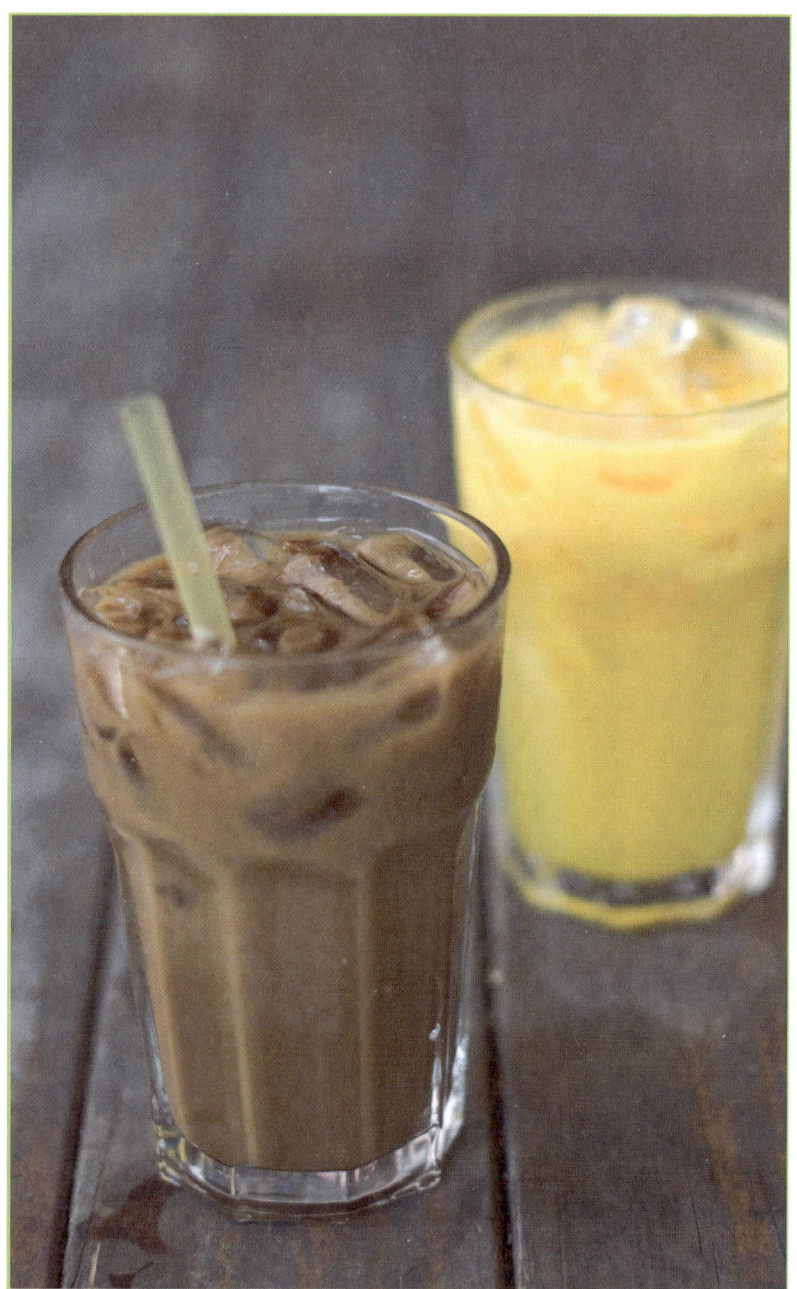

Andere köstliche Smoothies zum Ausprobieren

Espresso-Smoothie

1 Messlöffel Schokoladen-Molkenpulver
2 Teelöffel Chia-Samen-Pulver
1 Tasse Mandelmilch
1–2 Spritzer Espresso (abgekühlt)
1 Esslöffel Stevia
Eis

Piña-Colada-Smoothie

1 Orange, geschält
1 Tasse Kokosmilch
1 Messlöffel Molkeneiweißpulver
1 Banane
1 Tasse Ananasstücke

Schokoladen-Smoothie

1 Banane
2 Esslöffel ungesüßtes Kakaopulver
1 Messlöffel Molkeneiweißpulver
1 Tasse Mandelmilch
1 Esslöffel Stevia (oder ein Süßstoff Ihrer Wahl)
5 Mandeln

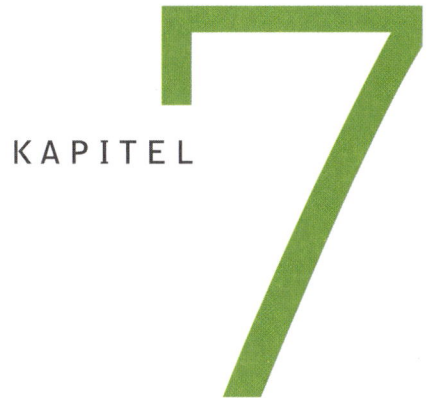

KAPITEL

7

Lernen Sie, sich zu bewegen

Nun, da Sie über die Ernährung Bescheid wissen, reden wir über die sportliche Betätigung, einen anderen Aspekt des Abnehmens, den Sie unter Kontrolle bekommen müssen. Auch in diesem Bereich muss der Neustart-Knopf betätigt werden.

Die meisten Menschen, die Gewicht verlieren wollen, lassen sich in zwei Kategorien einordnen: Manche bewegen sich nicht genug, andere bewegen sich zu viel. Es gibt keinen besseren Beweis für dieses lächerliche extreme Verhalten als die Fitness-Dauerwerbesendungen, die auf verschiedenen Fernsehkanälen in den frühen Morgenstunden zu sehen sind. Eines der aktuell erfolgreichsten Programme heißt Insanity® (deutsch: Wahnsinn), und dieser Titel beschreibt perfekt unseren Geisteszustand sowie die Fitness-Modeerscheinungen, die wir so schnell entschlossen eine nach der anderen übernehmen.

Ich möchte Ihnen erläutern, was diese Programme und deren zugrunde liegende Einstellung mit uns machen. Wir verletzen uns. Wir schaden unseren Knien, haben eine schlechte Haltung und an verschiedensten Stellen Schmerzen. Trotzdem können wir nicht langfristig eine schlanke Figur halten. Andererseits trainieren wir so hart, integrieren die Übungen aber *nicht* in unseren Alltag. Wie können wir wohl Treppen steigen, wenn unser Hinterteil noch immer vom intensiven Training der letzten Woche wehtut?! Allzu harte Übungen kurbeln außerdem unseren Appetit übermäßig an und führen dazu, dass wir zu viel essen – und zu viel essen macht dick. Es hilft auch nicht, dass wir bei intensivem Training eine riesige Menge des Hormons Cortisol freisetzen, von dem Studien gezeigt haben, dass es den Anteil an Körperfett steigern kann.[1] Viele Untersuchungen haben immer wieder gezeigt, dass sich Bewegung in Maßen schützend auf den Körper auswirkt, die allgemeine Gesundheit fördert und die Langlebigkeit unterstützt, während viel Training den gegenteiligen Effekt haben kann.[2]

Hören Sie also auf, sich schuldig zu fühlen, weil Sie nicht jeden Morgen vor der Arbeit ins Fitnessstudio gehen. In den Vereinigten Staaten gibt es mehr Fitnessstudios als in irgendeinem anderen Land der Erde – und mehr übergewichtige Menschen. Woran liegt das? Von unseren schlechten Ernährungsgewohnheiten einmal abgesehen, ist ein wichtiger Grund, dass wir nicht auf die richtige Weise aktiv sind.

Doch vielleicht werden Sie jetzt sagen: Faul bin ich nun wirklich nicht. Ich bin ein absoluter Fitnessfan und gehe täglich nach der Arbeit ins Fitnessstudio. Okay – aber was tun Sie die restliche Zeit? Das Hauptproblem besteht in dieser Hinsicht nicht darin, dass wir uns nicht hingebungsvoll genug unserem 500-Kalorien-pro-Stunde-Verbrenn-Trainingsprogramm widmen. Wir haben die vollkommen verquere Situation geschaffen, dass wir nur zu einer bestimmten Tageszeit in einem bestimmten Raum in einem bestimmten Gebäude und mit einem bestimmten Trainingsgerät trainieren können.

Unser Fitnessfimmel ist außerdem ein weiteres Symptom für unseren übertrieben effizienten Lebensstil. Selbst wenn wir mehrmals pro Woche trainieren, tendieren wir dazu, uns in der restlichen Zeit überhaupt nicht zu bewegen. Die meisten von uns sitzen acht Stunden pro Tag am Schreibtisch und weitere acht Stunden auf dem Sofa. Jene von uns, die überhaupt Sport treiben, neigen dazu, zu intensiv zu trainieren und ein inaktives Leben zu führen – und dieses Ungleichgewicht holt uns ein.

Ich habe eine neue Nachricht für Sie: Die manischen Sportler, die so stolz darauf sind, es im Fitnessstudio zu übertreiben, haben beileibe kein durchgängig gesundes Körpergewicht; und mit ihrem Aussehen sind sie auch nicht besonders zufrieden. Im Gegenteil: Ihr Gewicht tendiert zu unregelmäßigen Schwankungen, in manchen Fällen insbesondere wegen der Gründe, die ich bereits beschrieben habe: Sie verletzen sich, sie essen zu viel und sie bringen ihre Stresshormone durcheinander. Außerdem darf nicht vergessen werden, dass sie sich, wie andere Menschen auch, ansonsten nicht genug bewegen.

Zum ersten Punkt: Diese knallharten Trainierer mögen zwar Zeit und manchmal auch viel Geld in den Versuch investieren, fit zu werden, aber wenn sie pro Tag 1.000 Kalorien für jede Stunde Training zusätzlich zu sich nehmen, untergraben sie ihre Bemühungen. Damit die Pfunde purzeln, *müssen* Sie die Kalorienzufuhr reduzieren

– doch das ist ziemlich schwierig, wenn Sie täglich schon vor dem Frühstück 20 Kilometer laufen.

Ich sage nicht, dass wir *keine* Übungen brauchen – ganz und gar nicht. Körperliche Aktivität ist *äußerst* wichtig, und unser allgemeiner Bewegungsmangel ist einer der Hauptgründe dafür, dass wir insgesamt so ungesund sind. Bewegung verbessert unsere Lebensqualität in vielerlei Hinsicht. Sie macht das Tragen von Koffern und das Treppensteigen einfacher, nimmt Stress und verbessert unsere Haltung. Regelmäßige körperliche Aktivität fördert das, was die Weltgesundheitsorganisation als gesunde Lebenserwartung bezeichnet, und sie kann uns sogar zu einem besseren Schlaf verhelfen.[3] Sie hat außerdem zahlreiche abstraktere positive Aspekte – wie zum Beispiel die Linderung leichter und mittelschwerer Depressionen.[4] Eine neue Studie zeigt, dass körperliche Aktivität eine Krebsbehandlung unterstützen kann.[5] Bewegung kann helfen, den Körper zu heilen, und auch Verletzungen vorbeugen.[6]

Also ja: Körperliche Betätigung ist entscheidend. Doch die große Frage lautet, wie viel und welche Art.

Zuerst müssen wir lernen, wie man zwischen „Training", wie wir es zurzeit verstehen – also etwas, das ausschließlich in einem Fitnessstudio zu einer bestimmten Zeit und mit einem bestimmten Gerät getan werden kann –, und Aktivität unterscheidet. Unter Aktivität versteht man eine gleichmäßige körperliche Bewegung unterhalb des Maximums, also Energieverbrauch ohne Zwang zur Anstrengung zu einer bestimmten Tageszeit. Der Gang zum Kopierer, das Umhergehen beim Telefonieren, sogar Herumfuchteln mit den Händen – all das zählt als Aktivität. Im Gegensatz zu „Training" folgt die Aktivität weder einem Zeitplan noch einer Planung, sondern ist eher ein natürlich auftauchender Bestandteil unseres Alltagslebens. Und was besonders wichtig ist: Diese Art der regelmäßigen, täglichen Bewegung lässt unseren Appetit nicht sprunghaft ansteigen und führt deshalb nicht dazu, dass wir mehr essen als gewöhnlich. Eine Studie fand kürzlich heraus, dass Menschen direkt nach dem Training fettere, süße Lebensmittel bevorzugen und dadurch die Wahrscheinlichkeit verringern, durch das Training abzunehmen.[7]

Das Ziel ist also nicht, zu schwitzen, bis die Pfunde purzeln, sondern sich lieber rund um die Uhr zu bewegen. Darüber hinaus ist es Zeit, mit einer der größten Legenden rund ums Schwitzen aufzuräumen: Es ist nicht gleichbedeutend mit dem Verbrennen von Fett! Wenn Sie an einem heißen Tag auf einem Stuhl sitzen und schwitzen, verbrennen Sie kein Fett.

Statt eine E-Mail an Ihren Kollegen zu schicken, der zehn Schreibtische weiter sitzt, sollten Sie zu ihm hinübergehen, um ihn direkt persönlich zu fragen. Anstatt Ihren morgendlichen Kaffee im Bett zu trinken, ziehen Sie besser eine Jogginghose an und trinken ihn, während sie einmal um den Block spazieren. Die Liste der Möglichkeiten ist schier unendlich lang. Stehen Sie alle 20 Minuten von Ihrem Schreibtisch auf. Kaufen Sie eine Freisprechanlage für Ihr Telefon: Wenn Sie das nächste Mal telefonieren, können Sie damit durchs Büro laufen oder währenddessen im Haus aufräumen. Hängen Sie nicht nur in Ihrem Sessel, lümmeln Sie nicht nur auf der Couch. Platzieren Sie Ihr Telefon am anderen Ende des Raumes, damit Sie jedes Mal aufstehen müssen, wenn es klingelt. Rufen Sie nicht nach jemand anderem, wenn der Postbote an der Tür läutet: Stehen Sie selbst auf und gehen Sie zur Tür. Wenn Ihr Lieblingsschriftsteller ein neues Buch veröffentlicht hat, laden Sie sich eine Audio-Version davon herunter und hören es, während Sie ins Büro laufen, statt dabei im Bett zu liegen.

Ich verspreche Ihnen, dass all diese kleinen Mühen sich auf jeden Fall auszahlen werden. Alles zählt. Der Gang ins Badezimmer, der Fußmarsch zum Geldautomaten – all diese kleinen Aktivitäten tragen zu Ihrem allgemeinen Wohlbefinden bei. Selbst die kleinsten nebensächlichen Bewegungen können hinsichtlich der Fitness Ihres Herz-Kreislauf-Systems einen großen Unterschied machen, wie vor Kurzem eine Studie herausfand.[8] Eine andere Untersuchung zeigte, dass übergewichtige Menschen mit vorwiegend sitzender Tätigkeit oder fettleibige Frauen in den mittleren Jahren ihre Gesundheit deutlich verbessern können, wenn sie sich lediglich zehn Minuten pro Tag bewegen – wirklich gut investierte Zeit![9]

Ich garantiere Ihnen, dass eine Person, die den ganzen Tag mäßig aktiv ist – also immer die Treppen nimmt und alle 20 Minuten eine Runde durchs Büro dreht – gesünder ist als jemand, der einen vollkommen sitzenden Lebensstil hat, aber zu einigen wenigen, vorher geplanten Zeiten mehrmals pro Woche hart trainiert.

Diese regelmäßige Bewegung hat noch eine andere Auswirkung: Es hält sie beschäftigt, und das ist gut. Allzu häufig ist übermäßiges Essen die Folge von Langeweile und dem Wunsch nach Abwechslung – und beides sind Nebenprodukte eines zu stark sitzenden Lebensstils. Was auch immer Sie tun: Stehen Sie auf und *bewegen* Sie sich – insbesondere, wenn Sie noch dabei sind, sich an dieses neue System zu gewöhnen, und die Gefahr am größten ist, dass Sie versucht sein könnten, ohne Grund einen Snack zu sich zu nehmen.

Wie Sie sich in Phase I bewegen sollten

Ich habe es bereits gesagt, wiederhole es aber noch einmal: Es ist wichtig, körperlich aktiv zu sein, solange Sie es nicht übertreiben. Die Bewegung muss weder kraftvoll noch erschöpfend sein. Es muss sich lediglich um eine regelmäßige körperliche Aktivität handeln.

Aus diesem Grund gestalten wir die Bewegung für die Dauer der ersten Phase extrem einfach und beschränken uns auf eine einzige Aktivität: Gehen. Das Gehen ist für unsere dauerhafte gute Gesundheit äußerst wichtig und in Ländern, in denen die Menschen eine hohe Lebenserwartung haben, ein entscheidender Faktor.

Den perfekten Schrittzähler aussuchen

Schrittzähler haben eine beeindruckende Auswirkung darauf, wie viel Sie gehen: Studien haben ergeben, dass die Nutzung eines Schrittzählers den Menschen helfen kann, mehr auf ihre körperliche Bewegung zu achten – und dann, mit etwas Glück, aktiver zu werden. Eine Untersuchung der Stanford University fand heraus, dass Personen, die Schrittzähler bei sich hatten, ihre körperliche Bewegung um 27 Prozent beziehungsweise um 2.000 Schritte (1,6 Kilometer) pro Tag steigerten. Außerdem senkten sie ihren Body Mass Index (BMI).

Schrittzähler sind äußerst preiswert: Ein einfaches Modell ist schon für unter zehn Euro zu haben. Es handelt sich außerdem um ein vielseitiges Gerät. Sie können den Schrittzähler in die Tasche stecken oder am Gürtel befestigen. Es gibt sogar Apparate, die wie eine Digitaluhr aussehen. Die Möglichkeiten sind schier endlos. Das kleine, feine Gerät von Fitbit passt sogar an einen BH-Träger und registriert nicht nur, wie viel Sie sich bewegen, sondern auch, wie viel Sie schlafen. Auch die Schlichtheit des Schrittzählers von New Balance Slim ist ansprechend.

Eine Studie ergab, dass Frauen, die lediglich eine Stunde pro Woche in moderatem Tempo gehen, ihr Risiko, eine Herzerkrankung zu bekommen, deutlich senken.[10] Es hat sich auch gezeigt, dass regelmäßiges Gehen den Blutdruck senkt, das Risiko, an Diabetes zu erkranken oder einen Schlaganfall zu erleiden, mindert und das Lungenvolumen vergrößert.

Eine gemeinsame Studie von 14 Forschern aus den USA, Australien, Kanada, Frankreich und Schweden erarbeitete vorläufige Vorgaben, wie viele Schritte pro Tag ein Mensch gehen sollte, um sein Gewicht

Wie Sie leicht auf
10.000 Schritte kommen

- Gehen Sie gleich morgens als Erstes einmal um den Block.
- Lassen Sie das Auto stehen und fahren Sie mit dem Bus zur Arbeit. Oder wenn der öffentliche Nahverkehr unbequem ist, bilden Sie eine Fahrgemeinschaft mit einem Nachbarn, und gehen Sie zu Fuß zu dessen Haus. Gewöhnen Sie sich an, auf dem Parkplatz oder im Parkhaus einen möglichst unbequemen, entfernten Stellplatz zu wählen.
- Verzichten Sie auf die Rolltreppe oder den Aufzug, und nehmen Sie stattdessen die Treppe.
- Am Flughafen verzichten Sie auf die Förderbänder; laufen Sie ohne technische Hilfsmittel zum Flugsteig.
- Gehen Sie jedes Mal, wenn Sie einkaufen, durch jeden einzelnen Gang des Lebensmittelladens.

zu kontrollieren. Sie kamen auf 10.000 Schritte. Viele Amerikaner legen an den meisten Tagen noch nicht einmal 3.000 Schritte zurück. Ist es also ein Wunder, dass wir so fett und ungesund sind?[11] Eine vor Kurzem durchgeführte Studie kam zu dem Resultat, dass krankhaft Fettleibige mehr als 99 Prozent des Tages sitzend verbringen und durchschnittlich weniger als 2.500 Schritte täglich zurücklegen.

Also ist die magische Zahl für uns 10.000 Schritte pro Tag – ein Ziel, das Sie mithilfe eines Schrittzählers kontrollieren können, den Sie problemlos in Ihrer Tasche mit sich führen können. 10.000 Schritte entsprechen ungefähr 6,5 Kilometern. Das mag recht beängstigend klingen, doch ich verspreche Ihnen: Das ist es nicht. Wir zählen tatsächlich jeden einzelnen Schritt, den Sie zurücklegen – vom Aufstehen am Morgen bis Sie abends wieder ins Bett gehen. Während der ersten 15 Tage dieses Diätplans tragen Sie den Schrittzähler *immer und überall*. Möglicherweise werden Sie überrascht sein, wie viel (oder wie wenig) Sie sich an einem durchschnittlichen Tag bewegen.

Anfangs müssen Sie sich vielleicht genau überlegen, wie Sie den Richtwert von 10.000 Schritten erreichen. Und wie bei jeder Veränderung im Leben wird es Herausforderungen geben. Doch ich wette, dass diese eher psychologischer als körperlicher Art sein werden. Auf 10.000 Schritte zu kommen, kann ebenso einfach sein, wie vor jeder Mahlzeit und jedem Snack eine Runde um den Block zu drehen oder 20 Minuten Basketball zu spielen (so lange brauchte ich letzte Woche, um 10.000 Schritte zu erreichen). Was auch immer Sie tun: Achten Sie darauf, immer die Treppe zu nehmen, wenn das möglich ist.

Ich sage nicht, dass Sie *niemals* ein Laufband im Fitnessstudio verwenden dürfen – ganz und gar nicht. Ich sage nur, dass das Laufband nicht das Ein und Alles Ihrer körperlichen Aktivität sein sollte. Der Besuch des Fitnessstudios ist ein Ausgleich für die Bewegung, die Sie in Ihrem restlichen Leben nicht haben. Das bedeutet: Wenn Sie bis 21 Uhr seit dem Aufstehen erst 2.000 Schritte zurückgelegt haben, dann müssen Sie entweder spazieren gehen oder eine halbe Stunde auf dem Laufband verbringen. Doch diese Maßnahme sollte die Ausnahme sein, nicht die Normalität.

Denken Sie daran: Wir wollen versuchen, Ihren Appetit in diesen ersten paar Tagen nicht zu groß werden zu lassen. Sehr intensive Trainingseinheiten unterwandern diese Bemühungen. Stattdessen konzentrieren Sie sich darauf, alltäglich die 10.000-Schritt-Marke zu erreichen, bevor Sie ins Bett gehen.

Beispiel für einen Tagesablauf in Phase I	
6:30 Uhr	Aufstehen
6:45 Uhr	Nach dem Duschen mit der morgendlichen Kaffeetasse eine Runde um den Block laufen: 1.500 Schritte
7:15 Uhr	Frühstück: weißer Smoothie
7:45 Uhr	Zum Bus gehen oder (wenn Sie mit dem Auto zur Arbeit fahren) noch einmal schnell um den Block laufen, bevor Sie ins Auto einsteigen: 1.500 Schritte
8:15 Uhr	Auf der Arbeit die Treppen nehmen oder etwas früher ankommen, sodass Sie noch schnell zum Zeitungskiosk laufen können, der einen Block entfernt ist: 2.000 Schritte
10:30 Uhr	Vormittagssnack: 1 große Boscs Flaschenbirne + 2 Scheiben Putenfleisch. Die Treppe hinunterlaufen und den Snack auf einer Bank im Freien genießen: 1.000 Schritte
13 bis 13:15 Uhr	Mittagessen: roter Smoothie
13:15 bis 14 Uhr	Die restliche Mittagspause mit Besorgungen verbringen, die Sie zu Fuß machen (Wäsche aus der Reinigung abholen, bei einem Café etwas zu trinken holen). Oder telefonieren Sie mit Ihrer Mutter, während Sie durch die Gegend laufen: 3.000 Schritte
16:15 Uhr	Nachmittagssnack: 4 Scheiben Knäckebrot + 2 Scheiben fettfreier Käse. Dann zum nächsten Café laufen, um einen grünen Tee zu holen, mit dessen Hilfe Sie die letzten paar Arbeitsstunden überstehen
18:45 Uhr	Auf dem Heimweg beim Lebensmittelladen halten. Denken Sie daran, am unbequemsten Ort zu parken und durch jeden einzelnen Gang zu gehen: 1.500 Schritte. Gratulation: Sie haben die 10.000-Schritt-Marke erreicht!
19:15 Uhr	Abendessen: grüner Smoothie

1.) E. S. Epel et al., „Stress and body shape: Stress-induced cortisol secretion is consistently greater among women with central fat", Psychosomatic Medicine 62, Nr. 5 (September bis Oktober 2000): 623–32.

2.) R. S. Paffenbarger et al., „Physical activity, all-cause mortality, and longevity of college alumni", New England Journal of Medicine 314, Nr. 10 (6. März 1986): 605–13; Gretchen Reynolds, „Moderation as Sweet Spot for Exercise", The New York Times, 6. Juni 2012.

3.) John Ross, „Forget Pills: Jog Your Way to a Good Night's Sleep", The Scotsman, 17. September 2010, 22.

4.) Michael Thomas, „Exercise Helps Beat the Blues", Michigan Chronicle, 6. November 2010, 6.

5.) Dennis Thompson, „To Best Fight Cancer, New Guidelines Urge Exercise; Advice Represents Sea Change from ‚Take It Easy' to ‚Get Moving'", Consumer Health News, 5. November 2010.

6.) T. Heir und G. Eide, „Injury proneness in infantry conscripts undergoing a physical training programme: Smokeless tobacco use, higher age, and low levels of physical fitness are risk factors", Scandinavian Journal of Medicine & Science in Sports 7, Nr. 5 (Oktober 1997): 304–11.

7.) G. Finlayson et al., „Low fat loss response after medium-term supervised exercise in obese is associated with exercise-induced increase in food reward", Journal of Obesity (2011): pii, 615624. Elektronische Veröffentlichung 20. September 2010.

8.) K. Ashlee McGuire und Robert Ross, „Incidental physical activity is positively associated with cardiorespiratory fitness", Medicine & Science in Sports & Exercise (2011): 1, doi: 10.1249/MSS.ob013e31821e4ff2.

9.) American Heart Association, „Overweight, obese women improve quality of life with 10 to 30 minutes of exercise", ScienceDaily, 17. März 2008.

10.) I. M. Lee et al., „Physical activity and coronary heart disease in women: Is ‚no pain, no gain' passé?", Journal of the American Medical Association 285, Nr. 11 (March 21, 2001): 1447–54.

11.) „Pedometer Gets People Up and Walking", The Star-Ledger (Newark, New Jersey), 27. November 2007.

PHASE

II

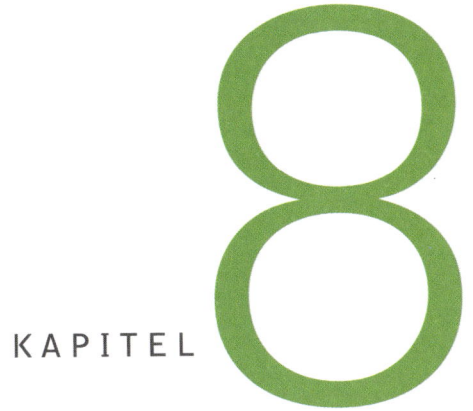

KAPITEL **8**

Der Übergang

PHASE II: WAS SIE TUN WERDEN

Sie werden fünfmal am Tag Nahrung zu sich nehmen: zwei Smoothies, zwei Snacks und eine ordentliche Mahlzeit. Außerdem werden Sie mindestens 10.000 Schritte am Tag zurücklegen und mit leichtem Krafttraining dreimal pro Woche beginnen (am sechsten, achten und zehnten Tag Ihres Plans).

Was Sie brauchen:

- Einen Mixer
- Einen Schrittzähler
- Eine Einkaufsliste

Sie haben es geschafft! Sie haben die ersten und sicherlich schwierigsten fünf Tage des Diätprogramms überstanden. Ich wette, Sie sehen besser aus und fühlen sich jetzt richtig gut. Wie viele Pfund haben Sie verloren? Drei? Fünf? Oder sogar noch mehr?

Auf jeden Fall waren die beeindruckenden Ergebnisse der letzten fünf Tage bestimmt eine hervorragende Motivation für Sie, mit der Pasternak-Diät weiterzumachen. Ich verspreche Ihnen, dass es mit jeder Phase einfacher wird, da Sie nach und nach zurück in die „echte Welt" finden werden.

Die große Ernährungsänderung der zweiten Phase besteht darin, dass Sie nun einen Ihrer drei täglichen Smoothies durch eine befriedigende ordentliche Mahlzeit ersetzen. Dabei ist mir egal, welche Mahlzeit Sie ersetzen – das hängt wirklich von Ihrem Zeitplan und Ihren Essgewohnheiten ab.

Fragen Sie sich, wann Sie am anfälligsten dafür sind, sich vollzustopfen, und behalten Sie diese Mahlzeit als Smoothie bei. Für mich ist es beim Abendessen am schwierigsten, diszipliniert zu bleiben; deshalb ist das die beste Zeit für mich, einen Smoothie zu genießen. Doch auch Effizienz ist ein Faktor: Wann ist bei Ihnen die Zeit am knappsten? Wenn Ihre morgendliche Routine hektisch abläuft, haben Sie keine Zeit, auch nur die einfachste Mahlzeit zuzubereiten. Wenn es für Sie schneller geht, Ihren roten Smoothie in einem Thermosbecher mit zur Arbeit zu nehmen, sollten Sie das auf jeden

Fall tun und Ihr festes Mahl abends zu Hause mit Ihrer Familie genießen. Falls Sie allerdings das Ritual lieben, das Tempo zu drosseln
und in dem kleinen Park vor Ihrem Büro mit Messer und Gabel eine
Mahlzeit zu sich zu nehmen, sollten Sie eine der ordentlichen Mahlzeiten mitbringen. Sie können die Einzelheiten Ihren Vorlieben und
zeitlichen Beschränkungen entsprechend planen. Der Wahnsinn
muss nur einfach eine Methode haben – überlegen Sie also, welches
Ihre Methode sein soll.

Die Lust am Essen wiederherstellen

Früher oder später (hoffentlich früher), nachdem Phase I Sie wieder auf Touren gebracht hat, müssen wir den Übergang zurück zu
festen Mahlzeiten durchführen. Es dauert länger, eine ordentliche
Mahlzeit zu sich zu nehmen als die meisten ballaststoffreichen
Smoothies. Außerdem nimmt unser Körper die Mahlzeiten in der
Regel langsamer auf. Beides ist gut für den Gewichtsverlust. Darüber hinaus gibt es bei der Ernährung auch einen sozialen Aspekt,
den die meisten Diäten nicht berücksichtigen – und deshalb kann
man diese Diäten meist nicht lange fortsetzen. Wir sind soziale
Wesen und können nicht ewig jede Mahlzeit allein und trinkend
zu uns nehmen. Die Smoothies sind für den Erfolg der Anfangs-
phase unglaublich wichtig. Sie sind die wirkungsvollste nährstoffreiche Methode, schnell Pfunde zu verlieren, ohne den gesamten
Tag zwanghaft ans Abnehmen denken zu müssen.

Allerdings erhalten Sie mit den Smoothies nur so viel Vielfalt,
wie ein Mixer bieten kann. Vielfalt hinsichtlich Konsistenz, Geschmack und Farbe ist aber ebenfalls ein wichtiger Aspekt beim
Essen. Ein ordentliches Gericht kann Ihnen im Gegensatz zu einem Smoothie eine befriedigende Vielfalt bieten. Feste Mahlzeiten
brauchen auch länger, bis sie verdaut sind; und sich hinzusetzen,

um sie zu sich zu nehmen, ist Ihre Gelegenheit, durchzuatmen und Energie zu tanken. Wenn Sie eine ordentliche Mahlzeit zu sich nehmen, übernimmt Ihr Mund die Rolle des Mixers, und Sie müssen sich Zeit nehmen, um sicherzugehen, dass er ordentlich arbeitet.

In der Tat beginnt die Verdauung im Mund, sowohl in mechanischer Hinsicht, da schon eine große Menge an Verdauungsprozessen in Ihrem Magen in Gang gesetzt wird, als auch durch die Enzyme, die in Ihrem Speichel enthalten sind. Wenn Sie sich also Zeit nehmen und jeden Bissen sorgfältig kauen, steigern Sie die Menge der Nährstoffe, die Ihr Körper aufnimmt.

Lassen Sie uns nun damit beginnen, wieder zu fester Nahrung zurückzukehren.

Wann immer Sie unter großem Zeitdruck stehen, in Hektik sind oder das Gefühl haben, Ihre Essgewohnheiten wieder überprüfen zu müssen (beziehungsweise wenn Sie rasch ein wenig Gewicht verlieren wollen), können Sie jederzeit zur Drei-Smoothies-am-Tag-Methode zurückkehren. Aber es ist wohl nicht wirklich realistisch, davon auszugehen, dass Sie sich für den Rest Ihres Lebens in erster Linie von Smoothies ernähren. Ein oder zwei Smoothies pro Tag *kann* man jedoch durchhalten, und dazu werden Sie in Phase III und danach übergehen.

Die Lust am Essen wiederherzustellen, ist wichtig für den langfristigen Erfolg dieses Diätplans. Ja, wir führen alle ein anstrengendes Leben und haben selten Zeit zum Durchatmen. Doch wenn wir dem, was wir in den Mund stecken, zu wenig Aufmerksamkeit schenken, essen wir immer weiter – unabhängig davon, ob wir noch Hunger haben oder die Speisen überhaupt mögen! Ich möchte, dass Sie nicht nur einen gesunden Lebensstil annehmen, sondern dass das Vergnügen ein Teil Ihres Essrituals wird – sich mit Freunden oder der Familie rund um einen Tisch zu versammeln und jeden Happen des Essens und der Gespräche zu genießen.

Was Sie lernen werden: Grundlagen der Essenszubereitung

Der erste Punkt, den ich hervorheben möchte, ist, dass meine Rezepte *einfach* sind, sodass Sie sich nicht überfordert fühlen müssen. Für die Zubereitung dieser Gerichte sind lediglich fünf Minuten oder weniger erforderlich – das verspreche ich Ihnen. Sie *können* (und werden!) im Handumdrehen einfache, leckere und nahrhafte Mahlzeiten zubereiten.

Die Kontrolle über Ihren Körper (und das, was hineinkommt) zu übernehmen, erfordert ein gewisses Maß an Selbstvertrauen in der Küche. Doch das heißt nicht, dass Kochen Ihnen Kopfzerbrechen bereiten sollte – ganz im Gegenteil. Meine Rezepte werden Ihnen zeigen, wie leicht es sein kann, tolle Mahlzeiten herzustellen.

Um Ihnen zu zeigen, wie leicht Kochen sein kann, werden wir mit supereinfachen Mahlzeiten beginnen, wie Pfannengerichten und Suppen, die den Grundprinzipien der Pasternak-Diät entsprechen – die also alle ausgewogen sind hinsichtlich Eiweißen, Ballaststoffen und gesunden Fetten – und nicht einmal fünf Minuten brauchen, bis sie fertig sind. Das Nährwertprofil der Mahlzeiten – Kalorienzahl, Ballaststoff- und Eiweißgehalt – ist etwa vergleichbar mit dem der Smoothies; der Hauptunterschied besteht darin, dass wir sie mit Messer und Gabel zu uns nehmen statt mit einem Strohhalm.

Der Schlüssel zu diesen Mahlzeiten ist die *Einfachheit*. Deshalb bezeichne ich sie auch als E-Mahlzeiten. E steht für *einfach* und für *Einzel-Gericht*. Gemeint sind also die ordentlichen oder festen Mahlzeiten, und zwar:

- Salate
- Sandwichs & Co.
- Suppen
- Pfannengerichte
- Eiergerichte

Die Grundlagen der
Essenszubereitung beherrschen

Das Erlernen, wie Sie Ihre eigenen Mahlzeiten zubereiten, kann die Art, wie Sie essen, grundlegend ändern. Die Mahlzeiten der Pasternak-Diät sind für Köche aller Erfahrungsstufen das perfekte Sprungbrett – vom Feinschmeckerkoch bis zum absoluten Küchenfeind. Studien zeigen, dass Menschen, die ihre Mahlzeiten zu Hause zubereiten, sich nach dem Essen zufriedener fühlen. Wenn Sie Ihre eigenen Speisen produzieren, wissen Sie außerdem genau, was drin ist; im Allgemeinen gilt das nicht für Gerichte, die Sie im Restaurant bestellen oder in praktischen kleinen Packungen aus dem Kühlregal des Supermarkts holen. Es dürfte keine Überraschung sein, dass Mahlzeiten, die zu Hause hergestellt werden, tendenziell weniger Kalorien haben als Mahlzeiten in der Gaststätte. Ein durchschnittliches Gericht im Restaurant enthält zwischen 1.000 und 2.000 Kalorien, also 50 bis 100 Prozent der Gesamtmenge an Kalorien, die Sie pro Tag zu sich nehmen sollten. Wenn Sie die Pasternak-Diät befolgen, werden Sie nicht so häufig Restaurants aufsuchen wie der durchschnittliche Amerikaner, der mindestens fünfmal pro Woche auswärts isst. Selbstvertrauen in der Küche und die Tendenz, öfter zu Hause zu essen, werden im Laufe der Jahre darüber hinaus sowohl für die Geldbörse als auch für Ihre Taille große Einsparungen mit sich bringen.

Einfach = keine Ausreden. Diese Speisen sind einfach im Hinblick auf die Vorbereitungsdauer, die Verfügbarkeit der Zutaten und die Zubereitungsmethode – und einfach lecker!

Ab Seite 223 biete ich Ihnen viele verschiedene Rezepte. Sie können am sechsten Tag Süßkartoffelhaschee mit Schnittlauch (Seite 230) essen, und probieren Sie den Thunfisch-Tortilla-Wrap (Seite 239) am siebten Tag. Es ist für jeden etwas dabei, und ich verspreche Ihnen: Wie unerfahren Sie in der Küche auch sein mögen – Sie *werden* in der Lage sein, diese Mahlzeiten im Handumdrehen zuzubereiten, und mit den Speisen (und sich selbst) deutlich zufriedener sein, weil Sie selbst gekocht haben.

Wenn Sie dann später zum Rest Ihres Lebens übergehen, sollten Sie einige der Rezepte aus meinen früheren Büchern heraussuchen, um mit weiteren leckeren und einfachen Gerichten zu experimentieren. Diese Rezepte machen ebenfalls unglaublich satt, und es ist ein Kinderspiel, sie auch trotz Zeitnot zuzubereiten. Doch für den Augenblick bleiben wir bei den E-Mahlzeiten – wie der herrlichen toskanischen Grünkohl-Bruschetta mit weißen Bohnen (Seite 265) und dem verlockenden Senf-Linsen-Salat mit jungem Spinat (Seite 255), die wirklich so *einfach* sind wie nur irgend möglich!

Im Voraus planen

Wie für Phase I gilt auch für Phase II: Wenn Sie Erfolg haben wollen, müssen Sie ein wenig vorausplanen. Bevor Sie ins Bett gehen, denken Sie darüber nach, was Sie am nächsten Tag essen möchten. Die Pasternak-Diät gestattet Ihnen zwar, flexibel darüber zu entscheiden, was Sie zu sich nehmen, doch ich will, dass Sie die Smoothies möglichst immer in derselben Reihenfolge abwechseln, auch wenn es nur noch zwei pro Tag sind. Im Laufe der Jahre habe ich herausgefunden, dass eine Routine hilft, die Mahlzeiten erfolgreich im Voraus zu planen.

Natürlich werden die Entscheidungen, die Sie treffen, auch von Ihrer Stimmung abhängen, davon, ob Sie Zeit in der Küche haben oder unterwegs sind, was Sie tags zuvor gegessen haben und was sich gerade in Ihrem Kühlschrank befindet.

Die nachfolgende Übersicht ist keinesfalls eine verbindliche Vorgabe. Sie ist lediglich ein Versuch, Ihnen zu zeigen, wie Sie Ihre Mahlzeiten und Smoothies abwechseln können, um größtmögliche Flexibilität zu erreichen. Wenn Sie beispielsweise die weißen Smoothies deutlich lieber mögen als die roten, können Sie auch häufiger weiße Smoothies trinken – aber bitte schließen Sie keine der Smoothie-Arten komplett aus. Diese Smoothies sind so entworfen, dass sie Ihnen ein ausgewogenes Gleichgewicht an Nährstoffen bieten, wenn sie abwechselnd genossen werden. Versuchen Sie, sie im Turnus zu wechseln.

Das Gleiche gilt für die E-Mahlzeiten. Ich verstehe es voll und ganz, wenn Sie während eines drückend heißen Hochsommers nicht so viele heiße Suppen zu sich nehmen wollen, doch das bedeutet nicht, dass Sie Tag für Tag exakt das gleiche Sandwich essen müssen. Der Erfolg einer Diät hängt auch von der Vielfalt ab. Versuchen Sie also, möglichst viele verschiedene Gerichte zu essen – insbesondere am Anfang und wenn Sie noch ausprobieren, was am besten zu Ihnen passt.

Phase II

	6. Tag	7. Tag	8. Tag	9. Tag	10. Tag
Frühstück	Weißer Smoothie	Grüner Smoothie	Roter Smoothie	E-Mahlzeit	Grüner Smoothie
Snack 1	Snack	Snack	Snack	Snack	Snack
Mittagessen	Roter Smoothie	E-Mahlzeit	Grüner Smoothie	Weißer Smoothie	E-Mahlzeit
Snack 2	Snack	Snack	Snack	Snack	Snack
Abendessen	E-Mahlzeit	Weißer Smoothie	E-Mahlzeit	Roter Smoothie	Weißer Smoothie

Ein paar Tipps vorab für den Übergang zurück zu festen Mahlzeiten:

- Versuchen Sie, Ihre festen Mahlzeiten sitzend einzunehmen. (Nein, beim Autofahren zählt nicht.) Legen Sie das Telefon beiseite, stellen Sie den Fernseher ab und versuchen Sie, sich für diese wenigen Minuten auf das zu konzentrieren, was Sie essen. Wenn Sie Ihre Mahlzeiten genießen, werden Sie nicht mehr so oft gedankenlos zwischendurch oder nebenbei essen.

- Planen Sie Ihre Essenszeiten im Voraus. Bringen Sie sich nicht selbst in die Situation, einen solchen Heißhunger zu haben, dass Sie alles essen, was in Reichweite ist.

- Kauen Sie Ihr Essen langsam und bewusst.

- Wenn Sie drei Viertel der Mahlzeit auf Ihrem Teller gegessen haben, warten Sie mehrere Minuten, um zu erkennen, ob Sie noch Hunger haben oder die Reste für ein andermal aufheben können.

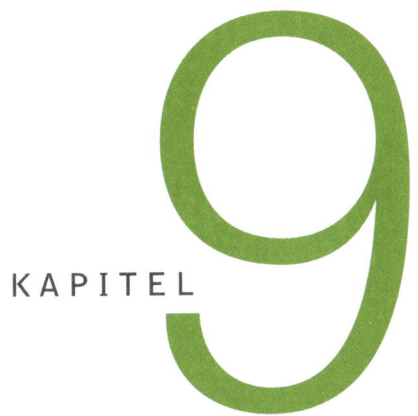

Behutsam mit dem Krafttraining beginnen

Da Ihr Körper sich nun an die Smoothies gewöhnt hat und Sie eine feste Mahlzeit in Ihren Tagesplan aufgenommen haben, sind Sie bereit, zusätzlich zu den üblichen 10.000 Schritten pro Tag mit ein wenig Krafttraining zu beginnen. (Die 10.000 Schritte zu erreichen, ist inzwischen schon recht einfach geworden, nicht wahr? Schauen Sie immer mal wieder auf Ihren Schrittzähler und sind überrascht, wie viele Schritte Sie bereits mühelos zurückgelegt haben?)

Beim Krafttraining wird gegen einen gewissen Widerstand gearbeitet. Es ist ein wesentliches Element für Ihre langfristig gute Gesundheit. Krafttraining kann alles Mögliche umfassen – von Freiübungen (bei denen Sie Ihr eigenes Körpergewicht nutzen) bis hin zu Hanteln. Pilates und Yoga fallen auch in diese Kategorie, sind aber beide keine optimalen Formen des Krafttrainings, da sie zwar in vielerlei Hinsicht gut sind, aber nicht intensiv genug, um den Körper so klar zu formen, wie wir es erreichen wollen.

Den Krankheits- und Seuchenschutzbehörden der USA zufolge kann Krafttraining äußerst hilfreich gegen ein ganzes Spektrum von Krankheiten sein – von Fettleibigkeit und Diabetes bis hin zu Rückenschmerzen und Arthritis. Außerdem ist schon lange bekannt, dass eine solche sportliche Gewichtsbelastung die Muskeln und die Knochendichte verbessern kann, also auch Osteoporose entgegenwirkt.[1] Krafttraining ist unsere beste Verteidigung gegen chronische Schmerzen und kann sogar Depressionen bekämpfen. Es ist besonders wichtig, wenn wir älter werden, da es gegen Muskelschwund hilft und die Beweglichkeit erhält.[2]

Beim Krafttraining geht es, genau genommen, nicht um das Verbrennen von Kalorien, sondern eher darum, Ihren Körper zu formen und Ihren Stoffwechsel in Schwung zu bringen, um sicherzustellen, dass Sie selbst im Schlaf Kalorien verbrennen; es hat für Menschen, die abnehmen wollen, oft noch größere Vorteile. Ein zweimal pro Woche durchgeführtes Krafttraining verbessert nachgewiesenermaßen den Ruhestoffwechsel, reduziert die Insulinresistenz sowie das Körperfett und senkt hohen Blutdruck.[3] Außerdem ist dies der beste Weg, Ihren Körper zu stärken und zu festigen; keine Diät, wie gesund sie auch sein mag, kann das für Sie übernehmen. Doch wie viel ist genug? Wie können wir dafür sorgen, dass die Stärkung unseres Körpers für den Rest unseres Lebens zu einer nachhaltigen, täglichen Aktivität wird?

Wie immer: Weniger ist mehr. Auch wenn Sie im Fitnessstudio oder in Zeitschriften etwas anderes sehen beziehungsweise lesen:

Keine Entschuldigungen!

Das Krafttrainingsprogramm der Pasternak-Diät könnte
nicht einfacher sein.
Es erfordert keinerlei Ausrüstung.
Es nimmt insgesamt weniger als fünf Minuten in Anspruch.
Es besteht aus unglaublich einfachen Bewegungen.

Sie müssen es *nicht* übertreiben. Jüngst zeigte eine Studie, dass schwere Gewichte nicht erforderlich sind, um die Körperstärke zu verbessern: Sie können dieselbe Stärke aufbauen – ob Sie öfter leichtere Gewichte heben oder unter schweren Gewichten, die Sie nur ein paar Mal stemmen können, fast zusammenbrechen.[4] Sie müssen Ihre Muskeln nicht an deren Grenze bringen (und dabei das Verletzungsrisiko vergrößern), um den stärksten Körper Ihres Lebens zu bekommen. Wichtiger ist, konstant zu trainieren und die Muskeln mit einer ausreichenden Anzahl an Wiederholungen zu ermüden.

In Kombination mit Ihrer neuen Ernährungsweise ist mein Pasternak-Zirkeltraining *der* kürzeste und einfachste Weg zu dem kräftigen, sexy Körper, den Sie sich schon immer gewünscht haben. Die vier Übungen, die Sie in der zweiten Phase Ihrer Diät machen werden, sind äußerst leicht durchzuführen und nehmen lediglich dreimal pro Woche fünf Minuten Ihres straffen Zeitplans in Anspruch. *Sie brauchen noch nicht einmal irgendwelche Geräte* – keine Hanteln, keine merkwürdigen Fitnessgeräte –, um verblüffende Ergebnisse zu erzielen. (Wenn Sie die Übungen für Fortgeschrittene wählen, haben Sie die Möglichkeit, Hanteln und einen Gymnastikball zu verwenden, doch das Programm kommt ansonsten ohne Ausrüstung aus.) Das Gewicht Ihres Körpers reicht aus, Sie im Nu in eine grandiose Form zu bringen. Es sind auch nicht Millionen Wiederholungen der Übungen erforderlich, um ernst zu nehmende und wirklich aufregende Veränderungen an Ihrem Körper wahrzunehmen. Die Übungen öfters ein Mal zu machen, kann genauso effektiv sein – und deshalb beginnen wir auch mit einer einmaligen Durchführung.

Wie auch immer Ihr aktuelles Fitnessniveau aussieht: Das Zirkeltraining ist eine kleine Investition, die sich enorm auszahlen wird. Diese Übungen werden in Bezug auf die Gesundheit Ihres Körpers *alles* verändern.

Zirkeltraining A

In Phase II führen Sie *Zirkeltraining A* an drei Tagen pro Woche durch. Das Programm dieses Zirkeltrainings besteht aus vier einfachen Übungen und stärkt die *rückseitige Muskulatur* Ihres Körpers, also die Muskeln, die sich auf Ihrer Körperrückseite befinden. Zu den wichtigsten hinteren Muskeln, mit denen wir arbeiten, zählen

- Ihr oberer Rücken (rautenförmige Muskeln),
- die Rückseite Ihrer Arme (Trizeps),
- Ihr unterer Rücken (Rückenstrecker) und
- die Rückseite Ihrer Oberschenkel
  (ischiocrurale Muskulatur und Gesäßmuskulatur).

Die rückseitige Muskulatur zu trainieren, ist von entscheidender Bedeutung, denn im Laufe der Zeit hat unser überwiegend sitzendes Leben zu einer schlechten Haltung geführt, die größere Verletzungen mit sich bringen kann.

Jeder Aspekt unseres täglichen Lebens bringt uns dazu, uns nach vorne zu beugen: Wir verbringen den ganzen Tag vor unserem Computer, am Telefon und Lenkrad. Insbesondere Frauen,

Woher weiß ich,

ob ich ein Anfänger bin?

Ich habe diese Übungen auf drei verschiedene Fitnessniveaus zugeschnitten: für Anfänger, fortgeschrittene Anfänger und Fortgeschrittene. Nachfolgend erläutere ich, wie Sie sich in diese Kategorien einordnen können.

Sie sind ein Anfänger, wenn Sie derzeit eine sitzende Lebensweise haben, sich nicht regelmäßig bewegen und in der Vergangenheit wenig oder gar kein Krafttraining gemacht haben.

Sie sind ein fortgeschrittener Anfänger, wenn Sie in der Vergangenheit etwas Krafttraining gemacht haben und in gewisser Weise aktiv sind (also mindestens zweimal pro Woche Sport treiben).

Sie sind ein Fortgeschrittener, wenn Sie sich mit Krafttraining auskennen und momentan zwei- oder dreimal pro Woche Krafttraining machen.

die häufig vermeiden wollen, ihre Brust herauszustrecken, neigen dazu, nach vorne gebeugt zu laufen. Auch unsere Übungsgewohnheiten helfen da nicht gerade weiter. Wir machen deutlich zu viele Wiederholungen bei Bauchpressen und Armbeugen – Übungen, die unsere ohnehin bereits zu stark beanspruchten Muskeln auf der Körpervorderseite trainieren. Indem wir die Rückseite unseres Körpers stärker trainieren als die Vorderseite, machen wir all die Schäden ungeschehen, die unser Lebensstil unserem Körper im Laufe der Zeit angetan hat. Die Stärkung der rückseitigen Muskeln hilft, unser Ungleichgewicht auszugleichen und Haltungsfehler zu korrigieren, und sie kann auch dazu führen, dass unsere Arme und unsere

Bauchgegend – der Bereich zwischen unserem Brustbein und dem Bauchnabel – länger und schlanker aussehen. Der Oberkörper hebt sich auf natürliche Weise. (Davon profitieren sowohl Frauen *als auch* Männer – niemand möchte eine schlaff aussehende Brust haben!) Übungen für die Körperrückseite kräftigen auch deutlich die Rückseite Ihrer Beine, wo die Oberschenkel auf Ihr Gesäß treffen – und das will einfach *jeder*. In Abhängigkeit von Ihrem Fitnessniveau zu Beginn der Pasternak-Diät können Sie die Übungen abwandeln, wie auf den nächsten Seiten erläutert.

Wie viel?

Anfänger:
20 Wiederholungen pro Übung, ein Durchlauf.

Fortgeschrittener Anfänger:
20 Wiederholungen pro Übung, zwei Durchläufe.

Fortgeschrittener:
20 Wiederholungen pro Übung, drei Durchläufe.

Falls Sie als Anfänger beginnen, machen Sie jeden Monat einen Durchlauf mehr, bis Sie drei Durchläufe erreicht haben. Wenn Sie mehrere Monate lang drei Durchläufe gemacht haben, können Sie mit dem Programm für fortgeschrittene Anfänger weitermachen und dann zu den Übungen für Fortgeschrittene übergehen.

Dieser Fortschritt – mehr Wiederholungen und verschiedene Variationen, da Sie sich an die Übungen gewöhnen – ist äußerst wichtig. Und wenn Ihr Körper Fortschritte macht, muss Ihr Fitnessprogramm daran angepasst werden. Aus diesem Grund habe ich zwei verschiedene Arten von Entwicklung in dieses Programm integriert: erstens durch den Schwierigkeitsgrad der Übung (ich biete Änderungen für Anfänger, fortgeschrittene Anfänger und Fortgeschrittene an) und zweitens durch die Anzahl der Durchläufe des ganzen Programms. In Phase I beginnen Sie ohne Krafttraining und gehen nur; später machen Sie zunächst dreimal, dann fünfmal pro Woche Zirkeltraining. In dem Maße, in dem Ihre Kraft zunimmt, werden die Variationen anspruchsvoller und die Anzahl der Durchläufe nimmt zu. Unabhängig davon, in welcher Phase Sie sich befinden: Ihre 10.000 Schritte am Tag legen Sie immer zurück.

Es ist auch wichtig, zu verstehen, dass das Wesentliche beim Krafttraining nicht das Verbrennen von Kalorien während der Übungen ist, sondern die dadurch ausgelöste Ankurbelung des Stoffwechsels. Je straffer unser Körper ist, desto effizienter funktioniert der Ruhestoffwechsel und desto mehr Kalorien verbrennen wir – selbst im Schlaf. Zusätzlich zu den 10.000 Schritten, die Sie am Tag gehen, verbrennen Sie kontinuierlich Fett, *während* Sie sich bewegen; doch indem Sie diese Kraftübungen machen, trainieren Sie Ihren Körper, Fett auch *nach* der Bewegung zu verbrennen.

Wie oft?

In der zweiten Phase führen Sie das Zirkeltraining A dreimal durch: am sechsten, achten und zehnten Tag (an drei nicht aufeinanderfolgenden Wochentagen also).

1.) Donna Olmstead, „Give Bones a Boost", Albuquerque Journal, 9. August 2009, 3.

2.) F. Mayer et al., „The intensity and effects of strength training in the elderly", Deutsches Ärzteblatt International 108, Nr. 21 (2011): 359–64, doi: 10.3238/arztebl.2011.0359.

3.) R. A. Winett und R. N. Carpinelli, „Potential health-related benefits of resistance training", Preventative Medicine 33, Nr. 5 (November 2001): 503–13.

4.) C. J. Mitchell et al., „Resistance exercise load does not determine training-mediated hypertrophic gains in young men", Journal of Applied Physiology (2012), doi: 10.1152/japplphysiol.00307.2012.

DIE ÜBUNGEN

Übung Nr. 1: Seitheben, vorgebeugt

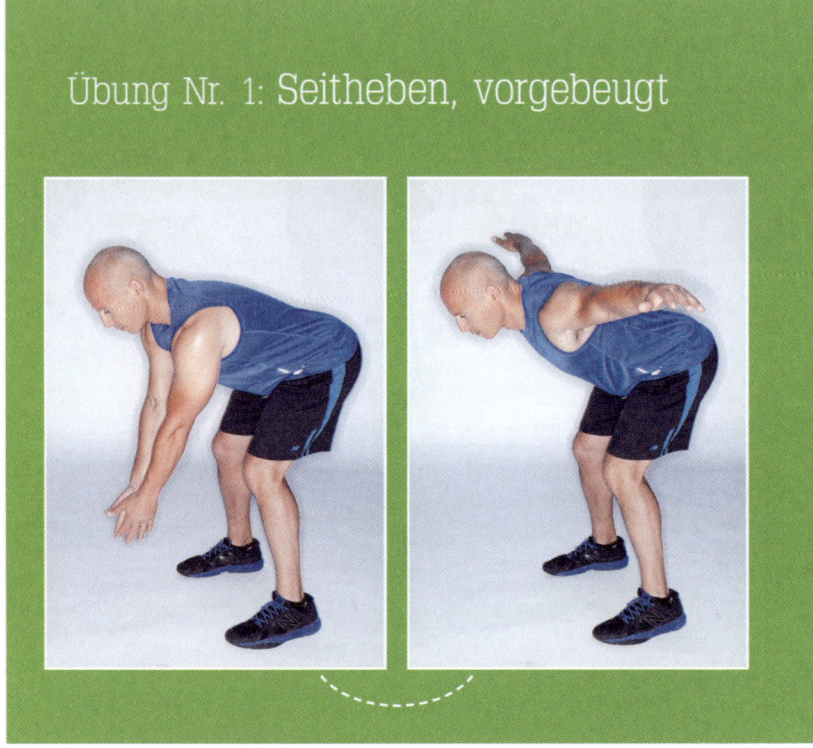

Trainiert oberen Rücken und Schultern

Durchführung: Stehen Sie mit schulterbreit gegrätschten Beinen da. Strecken Sie Ihr Gesäß heraus und beugen Sie sich vor, bis Ihr Oberkörper parallel zum Boden ist. Heben Sie Ihre Arme seitlich an. (Stellen Sie sich vor, Sie würden wegfliegen und Ihre Arme sind lange Flügel.) Stoppen Sie die Bewegung, wenn Ihre Arme parallel zum Boden sind. Dann senken Sie die Arme langsam wieder, bis sie seitlich herabhängen. Behalten Sie während der Übung eine leichte Beugung der Ellbogen bei und drücken Sie am Scheitelpunkt der Bewegung Ihre Schulterblätter zusammen.

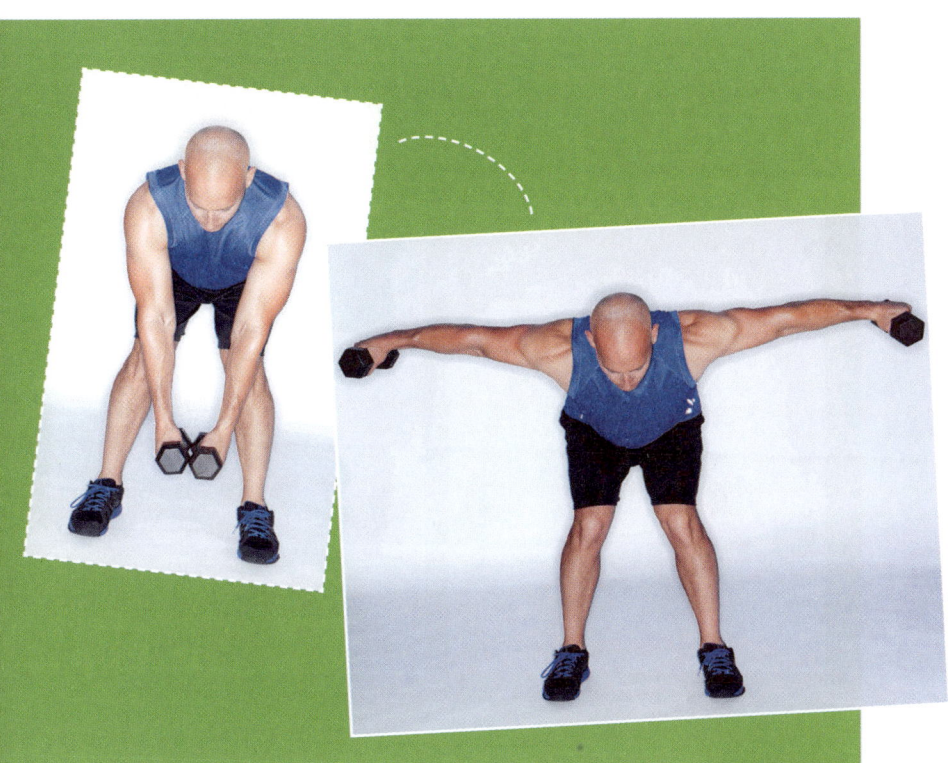

Fortgeschrittene Anfänger:

Nehmen Sie in jede Hand eine 500-ml-Wasserflasche, die anfangs zu einem Viertel mit Wasser gefüllt ist, dann zur Hälfte und
schließlich ganz, je nach Ihrem Kraftniveau.

Fortgeschrittene (siehe oben):

Ersetzen Sie die Wasserflaschen durch leichte Hanteln.

Übung Nr. 2: Barrenstütz oder French Press

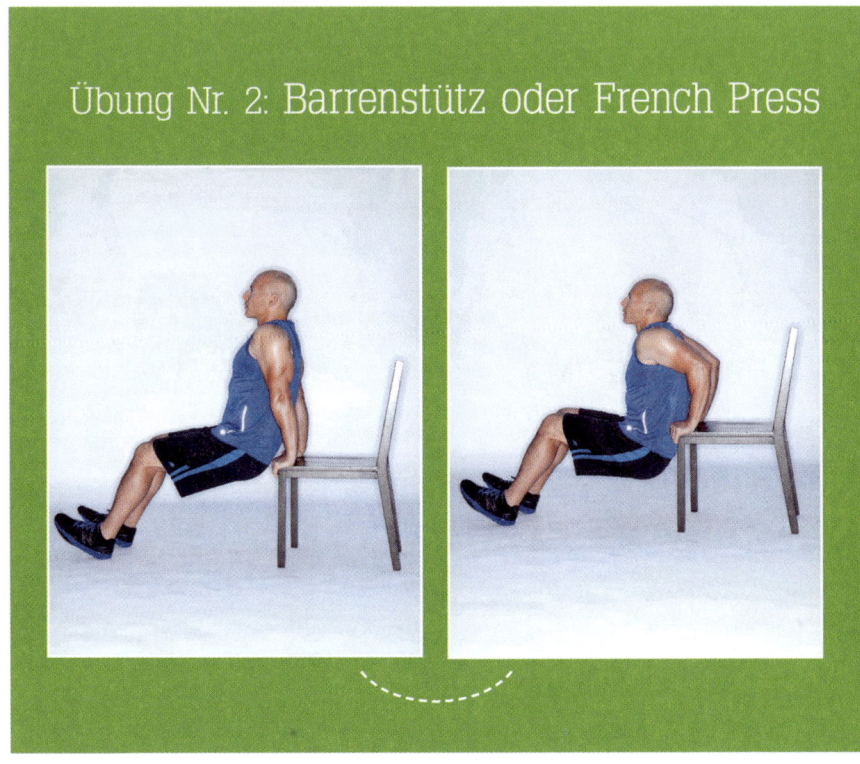

Trainiert in erster Linie den Trizeps, aber auch Schultern und Brust

Durchführung: Beginnen Sie auf einer Bank oder einem Stuhl sitzend. Stützen Sie sich mit dem hinteren Teil Ihrer Hände am Rand des Stuhls ab, rutschen Sie mit Ihrem Gesäß nach vorne und setzen Sie Ihre Fersen etwa hüftbreit auseinander auf dem Boden auf. Beugen Sie langsam Ihre Ellbogen und senken Sie Ihren Unterkörper um 15 bis 25 Zentimeter ab. Lassen Sie Ihre Hände an Ort und Stelle und spannen Sie Ihren Trizeps (Muskel auf der Rückseite des Oberarms) an. Nun bewegen Sie Ihre Arme wieder nach oben, bis sie durchgedrückt sind. Wiederholen Sie die Übung.

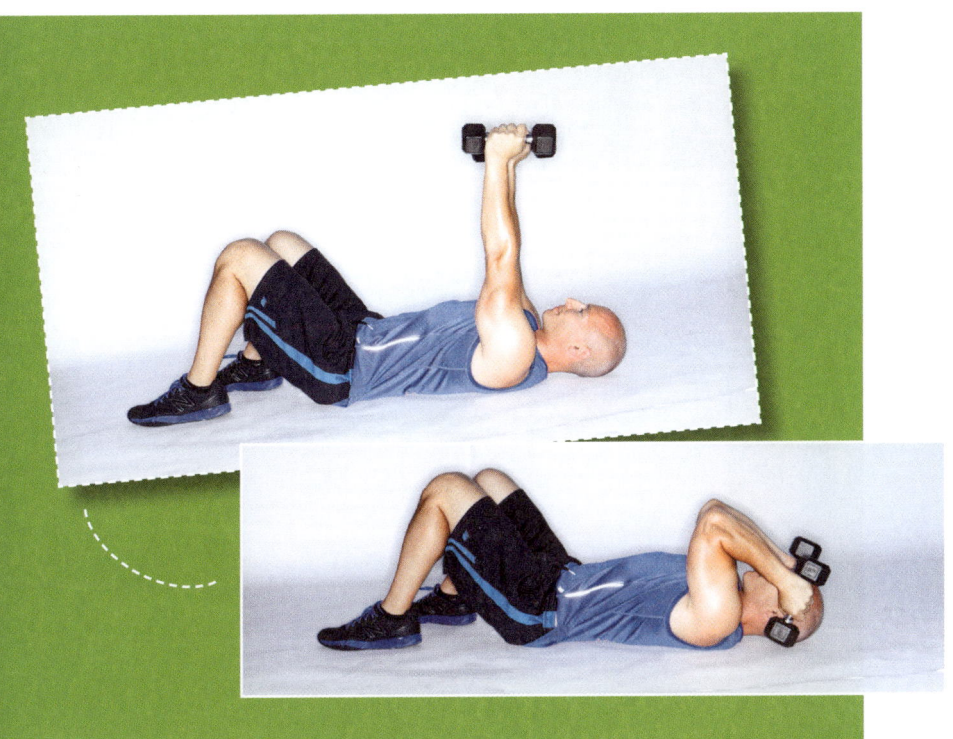

Fortgeschrittene Anfänger: Strecken Sie Ihre Beine weiter weg; sie können sogar durchgedrückt sein. Je weiter die Füße von Ihrem Körper entfernt sind, desto schwieriger wird die Übung.

Fortgeschrittene/French Press (siehe oben): Legen Sie sich auf den Rücken und strecken Sie Ihre Arme Richtung Decke, wobei die Handflächen zueinander zeigen. In jeder Hand halten Sie eine Hantel oder eine gefüllte Wasserflasche. Klappen Sie die Unterarme nach hinten, sodass Sie die Gewichte zwischen Ihren Schultern und Ohren absenken. Dann strecken Sie die Arme wieder Richtung Decke und kehren zur Ausgangsposition zurück.

Übung Nr. 3: Superman

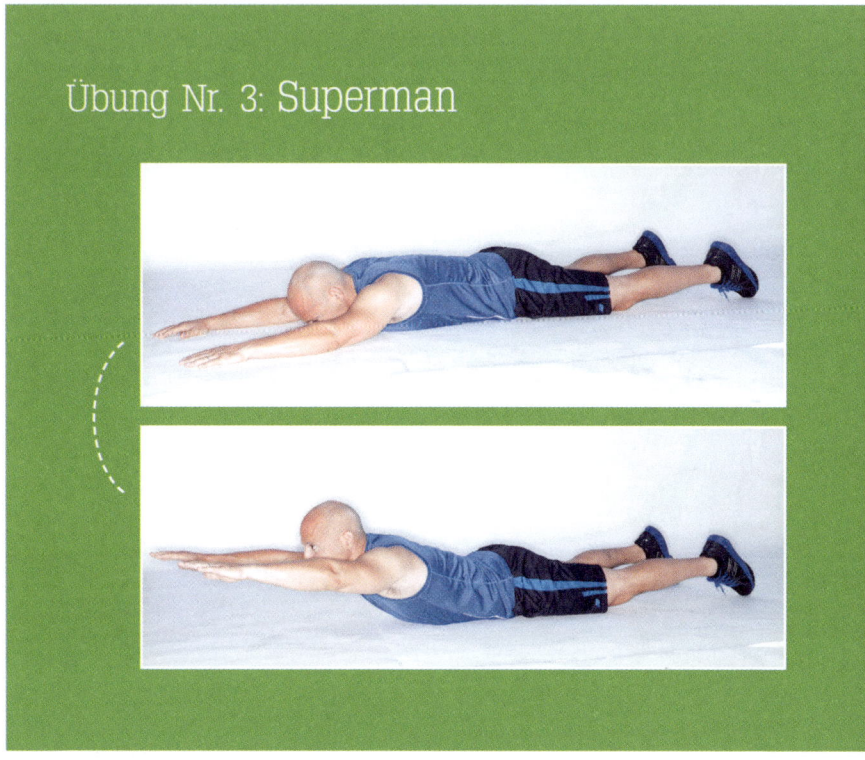

Trainiert unteren Rücken und Gesäß

Durchführung:
Legen Sie sich auf dem Bauch auf den Boden, Arme und Beine sind ganz ausgestreckt. Aus dieser Position heraus heben Sie die Arme Richtung Decke, als würden Sie fliegen. Senken Sie die Arme wieder ab und wiederholen Sie die Übung.

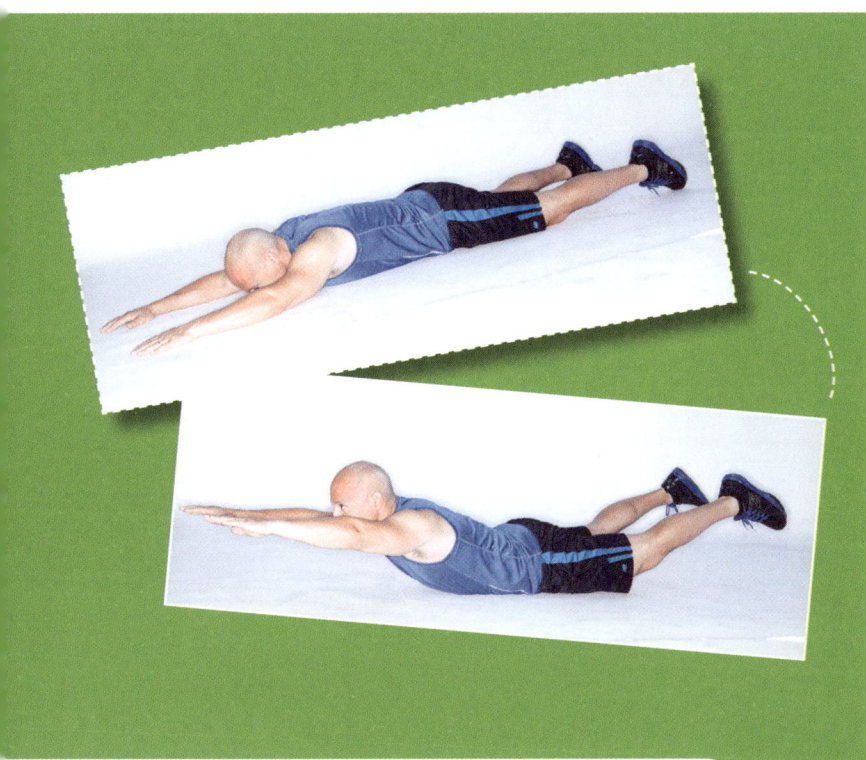

Fortgeschrittene Anfänger:
Nehmen Sie Ihren Unterkörper mit hinzu, indem Sie Ihre Beine zusammen mit Ihren Armen anheben, sodass Ihr Körper von oben betrachtet wie der Buchstabe X aussieht. Berühren Sie zwischen den Wiederholungen den Boden mit Ihren Händen und Füßen.

Fortgeschrittene:
Berühren Sie zwischen den Wiederholungen den Boden nicht mit Ihren Händen und Füßen, sondern halten Sie diese die ganze Zeit in Bewegung.

Übung Nr. 4: Oberschenkel-Curls, liegend,

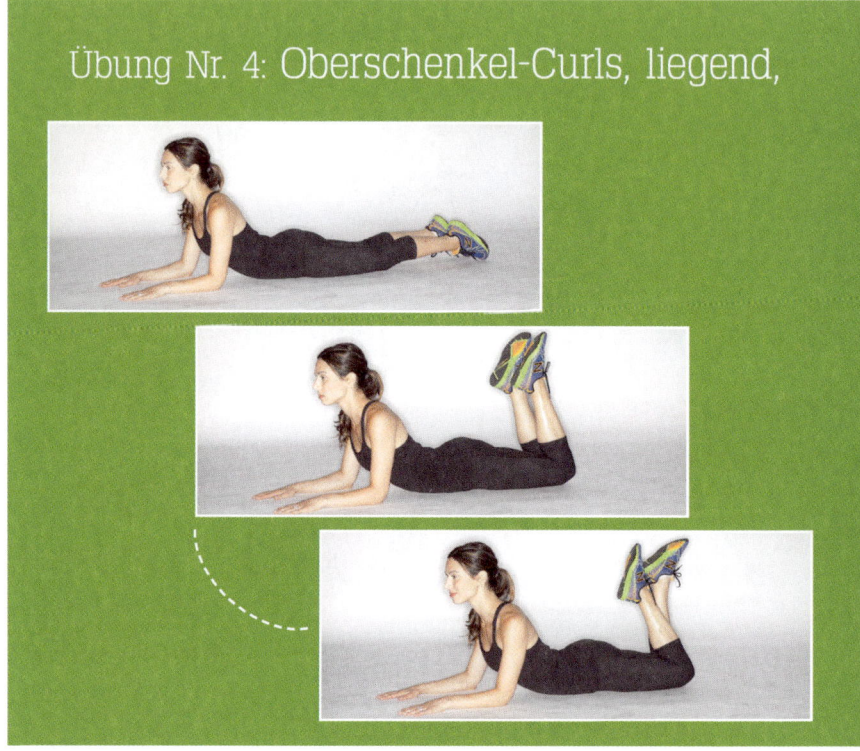

Trainiert hinteren Oberschenkelmuskel

Durchführung: Legen Sie sich auf den Bauch und stützen Sie sich dabei auf Ihre Unterarme, während die Hüften und Ihr Rücken so flach wie möglich sind. Bei entspannten Beinen bewegen Sie Ihre Füße in Richtung Ihres Gesäßes.

Fortgeschrittene Anfänger: Legen Sie sich auf den Bauch und stützen Sie sich dabei auf Ihre Unterarme. Legen Sie Ihren linken Fußrücken auf der Ferse Ihres rechten Fußes ab (siehe unteres Foto). Führen Sie die oben beschriebene Übung mit dem rechten Bein durch, wobei Sie gegen den Widerstand des linken Beines arbeiten. Machen Sie alle Wiederholungen mit Ihrem rechten Bein, dann wiederholen Sie die Übung mit Ihrem rechten Spann auf Ihrer linken Ferse.

und Oberschenkel-Curls mit Ball

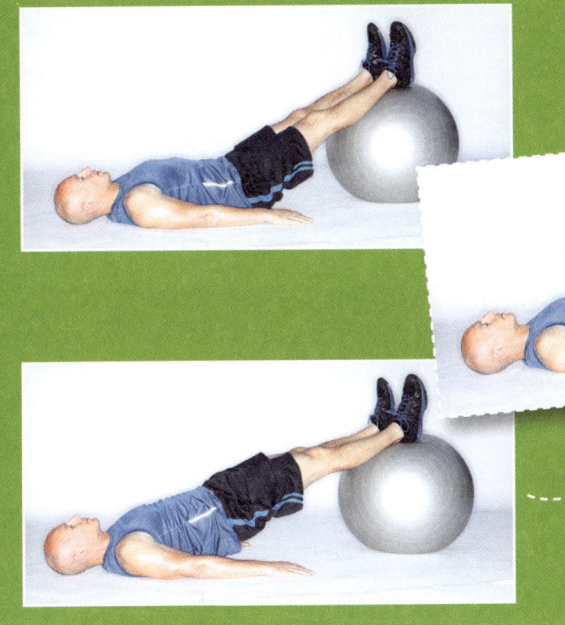

Fortgeschrittene – Oberschenkel-Curls mit Ball: Wenn Sie bereits fortgeschritten sind, sollten Sie in einen Gymnastikball investieren. (Sie können diesen in einem Sportgeschäft kaufen. Auf der Verpackung ist angegeben, welche Größe Sie passend zu Ihrer Körpergröße verwenden sollten.

Es gibt Bälle mit 45 bis 85 Zentimetern Durchmesser; die meisten Menschen nutzen wahrscheinlich einen 55-Zentimeter-Ball.) Legen Sie sich auf den Rücken, legen Sie Ihre Fersen auf den Ball und heben Sie Ihre Hüfte vom Boden ab.

Schieben Sie Ihre Hüfte so weit wie möglich nach oben. Beugen Sie die Knie, rollen Sie den Ball in Richtung Ihres Gesäßes und dann wieder von sich weg.

Was Sie noch tun werden

Vergessen Sie nicht, weiter zu gehen! In Phase II gilt weiterhin das Ziel, täglich 10.000 Schritte zurückzulegen. Vergessen Sie also Ihren Schrittzähler nicht und gehen Sie los.

Die folgende Übersicht zeigt Ihre körperliche Aktivität während der zweiten Phase des Diätprogramms.

6. Tag	7. Tag	8. Tag	9. Tag	10. Tag
10.000 Schritte	10.000 Schritte	10.000 Schritte	10.000 Schritte	10.000 Schritte
Zirkeltraining A	–	Zirkeltraining A	–	Zirkeltraining A

Phase II: Zusammenfassung

Während der zweiten Phase, also vom sechsten bis zum zehnten Tag der Pasternak-Diät, nehmen Sie täglich zwei Smoothies, zwei K-Snacks und eine E-Mahlzeit zu sich. Jeden zweiten Tag absolvieren Sie ein kurzes Zirkel-Krafttraining, während Sie weiterhin 10.000 Schritte pro Tag zurücklegen.

PHASE

III

10

Den Weg bereiten

PHASE III: WAS SIE TUN WERDEN

Sie werden fünfmal am Tag Nahrung zu sich nehmen: einen Smoothie, zwei Snacks und zwei ordentliche Mahlzeiten. Außerdem werden Sie mindestens 10.000 Schritte pro Tag zurücklegen und an jedem zweiten Tag ein zweites Kraft-training ergänzen. Nach wie vor wenden Sie lediglich fünf Minuten täglich für Ihr Krafttraining auf, doch nun tun Sie dies nicht nur an drei, sondern an fünf Tagen pro Woche.

Was Sie brauchen:

- Einen Mixer

- Einen Schrittzähler

- Eine Einkaufsliste

Die dritte Phase dauert vom elften bis zum fünfzehnten Tag und ist Ihr Sprungbrett zum Rest Ihres Lebens. Der Ernährungsplan, den Sie befolgen werden, ähnelt – in etwas strengerer Form – stark demjenigen, den Sie einhalten werden, nachdem Ihr 15-Tage-Neustart vollendet ist; das heißt: Sie werden letztendlich einen Smoothie am Tag zu sich nehmen. Darüber hinaus werden Sie weiterhin zwei K-Snacks täglich essen, aber nun auch aus dem großen Rezeptangebot an Salaten, Sandwichs und Eiergerichten, die ich Ihnen in diesem Buch zur Verfügung stelle, zwei E-Mahlzeiten wählen. Und Sie werden Ihr Krafttraining intensivieren – aber keine Sorge: Das ist keine beängstigende Aufgabe, denn es handelt sich nach wie vor um lediglich fünf Minuten pro Tag an fünf Tagen pro Woche.

Kontrollieren Sie Ihre Portionsgrößen

Wenn Sie sich darauf vorbereiten, in die „echte Welt" des Essens zurückzukehren, müssen Sie nicht nur darüber nachdenken, *was Sie essen, sondern auch wie viel*. Sie können die nährstoffreichsten Zutaten der Welt zu sich nehmen, doch wenn Sie zu viel davon essen, werden Sie trotzdem zunehmen. So einfach ist das.

Wenn Sie allerdings die Größe Ihrer Portionen begrenzen, können Sie fast alles essen – im angemessenen Rahmen, versteht sich. Das ist der Hauptgrund dafür, dass die Franzosen, deren Küche zu den üppigsten der Welt gezählt wird, so viel schlanker sind als die

US-Amerikaner: Sie wissen, dass Mäßigung beim Essen der Schlüssel zum Erfolg ist.

Zu viel zu essen, ist größtenteils Gewohnheit und hat weniger mit einem echten Bedürfnis zu tun. Eine Studie fand heraus, dass Kinder schon im Alter von drei Jahren mehr essen, wenn ihnen mehr gegeben wird; und das ändert sich auch nicht, wenn wir älter werden: Je mehr Nahrung uns vorgesetzt wird, desto mehr essen wir auch.[1] Andererseits: Wenn wir uns bemühen, unsere Portionsgrößen zu reduzieren, nehmen wir auch weniger Nahrung zu uns. Einer Untersuchung zufolge füttern Menschen ihre Hunde mehr, wenn sie einen größeren Napf und Löffel benutzen![2] Die Hunde, die mit den größten Näpfen und Löffeln gefüttert wurden, wogen mehr als jene, bei denen Napf und Löffel normal groß waren.

Für den Menschen gilt das Gleiche: Da in den vergangenen Jahrzehnten die Größe unserer Teller zugenommen hat, überrascht es nicht, dass auch unsere Konfektionsgröße gewachsen ist.[3] Vor Kurzem erhielten die Teilnehmer eines Experiments Schalen mit etwa einem Liter oder etwa einem halben Liter Fassungsvermögen sowie Servierlöffel für 55 beziehungsweise 85 Gramm und wurden aufgefordert, sich Eis zu nehmen. Die Personen mit den größeren Schalen nahmen 31 Prozent mehr Eis, und wer einen größeren Löffel hatte, nahm 14,5 Prozent mehr.[4] Teilnehmer, die sowohl größere Schalen *als auch* größere Löffel hatten, nahmen sogar beeindruckende 56,8 Prozent mehr.

Fangen Sie also an, mehr auf die Portionsgröße zu achten und genauer zu überlegen, was Sie sich in den Mund stecken. Auch bestimmte Früchte, die eigentlich gut für Sie und eindeutig fast allen anderen Lebensmitteln überlegen sind, können zu einer Gewichtszunahme führen, wenn sie in großen Mengen gegessen werden.

Haben Sie also immer ein Auge auf die Mengen und sagen Sie im Zweifelsfall Halt.

Es folgen ein paar tolle Tipps, die Sie zur Kontrolle der Portionsgrößen anwenden können.

- Essen Sie vor dem Hauptgericht viel grünen Salat und Suppe. (Aber vermeiden Sie kalorienreiche Dressings und Schinkenwürfel!)
- Wählen Sie kleinere Teller, damit Ihre Augen Sie nicht dazu verführen, mehr zu essen, als Sie brauchen. Ein riesiger Teller lässt eine ausreichend große Portion mickrig wirken. Verwenden Sie also lieber die kleineren Beilagenteller.
- Bereiten Sie Ihre Snacks im Voraus vor, damit Sie begrenzen können, was Sie essen. Wenn Sie einen vorportionierten Beutel mit gerösteten Sojabohnen bei sich haben, werden Sie nicht mehr als das essen. Nehmen Sie aber eine große Packung mit, ist die Wahrscheinlichkeit *deutlich* größer, dass Sie es übertreiben und mehr als eine halbe Tasse essen.
- Essen Sie nicht vor dem Fernseher oder Computer – dabei können Sie leicht den Überblick darüber verlieren, was Sie essen, und dadurch mehr zu sich nehmen, als Sie brauchen. Essen Sie mit Achtsamkeit.
- Stellen Sie nicht das komplette zubereitete Essen vor sich auf den Tisch (außer wenn es sich um Salate und Obst handelt). Denken Sie daran: Je mehr Lebensmittel Sie vor sich haben, desto mehr werden Sie wahrscheinlich essen. Es ist leichter, weniger Essen nachzunehmen, wenn Sie einmal durch den ganzen Raum gehen müssen, um Ihren Teller noch einmal zu füllen.

Vorausplanen

Auf Ihrem weiteren Weg zurück von der Neustart-Phase Ihrer Diät zum Rest Ihres Lebens ist es wichtiger denn je, im Voraus zu überlegen, wann genau Sie essen werden. Ist es für Sie am einfachsten,

Ihren täglichen Smoothie direkt morgens zu sich zu nehmen, wenn Sie versuchen, zehn Dinge gleichzeitig zu erledigen, bevor Sie zur Arbeit eilen? Dann sollten Sie das auf jeden Fall so machen. Ist es zu viel Aufwand, ein Sandwich zum Mitnehmen ins Büro vorzubereiten, und einfacher, zu Hause Eier zu essen und einen Smoothie mitzunehmen? Dann machen Sie es stattdessen auf diese Weise.

Noch einmal: Solange Sie Ihre Mahlzeiten im Voraus planen und versuchen, Tag für Tag eine möglichst große Bandbreite an Körper-Neustart-Lebensmitteln zu essen, können Sie die Speisen an Ihren Geschmack und Ihren Zeitplan anpassen. Die folgende Übersicht zeigt Ihnen, wie einfach es ist, Ihre Mahlzeiten in Phase III zu organisieren.

Phase III

	11. Tag	12. Tag	13. Tag	14. Tag	15. Tag
Frühstück	Weißer Smoothie	Italienisches Frühstücksrührei (Seite 227)	Grüner Smoothie	Frischkäse-Rührei mit Kräutern (Seite 229)	Roter Smoothie
Snack 1	Snack	Snack	Snack	Snack	Snack
Mittagessen	Kokos-Hähnchen-Curry (Seite 267)	Roter Smoothie	Thunfisch-Tortilla-Wrap (Seite 239)	Leichter Nizza-Salat (Seite 260)	Zaziki-Hähnchen-Fladenbrot (Seite 243)
Snack 2	Snack	Snack	Snack	Snack	Snack
Abendessen	Kürbissuppe „Sonnenuntergang" (Seite 247)	Süßkartoffel-haschee mit Schnittlauch (Seite 230)	Winterliche Rindersuppe mit Gerste (Seite 249)	Weißer Smoothie	Gegrilltes Steak mit Spinatsalat (Seite 254)

1.) L. Small et al., „A systematic review of the evidence: The effects of portion size manipulation with children and portion education/training interventions on dietary intake with adults", Worldviews on Evidence-Based Nursing (15. Juni 2012), doi: 10.1111/j.1741-6787.2012.00257.x. Elektronische Veröffentlichung vor Druck.

2.) M. Murphy et al., „Size of food bowl and scoop affects amount of food owners feed their dogs", Journal of Animal Physiology and Animal Nutrition 96, Nr. 2 (April 2012): 237–41, doi: 10.1111/j.1439-0396.2011.01144.x. Elektronische Veröffentlichung 19. April 2011.

3.) „Size Can Fool the Eyes: Larger Dishes Can Make It Difficult to Limit Your Portions", The News-Sentinel (Fort Wayne, Indiana), 25. November 2008.

4.) Nicholas Bakalar, „Servings: Smaller Scoops May Yield Trimmer Waists", New York Times, 1. August 2006.

11

Das Kraft-training intensivieren

Die Krafttraining-Komponente der dritten Phase ist ledig-lich eine erweiterte Version der einfachen, zu Hause durch-führbaren Übungen, an die Sie sich vom sechsten bis zum zehnten Tag gewöhnt haben. Die Übungen nehmen nach wie vor nur fünf Minuten pro Tag in Anspruch, wobei Sie diesmal an fünf Tagen pro Woche zwei verschiedene Trai-ningsprogramme abwechselnd absolvieren.

Das Programm der Phase III besteht aus dem **Zirkeltraining A,** das Sie in Phase II kennengelernt haben und das die rückwärtigen Muskeln Ihres Körpers trainiert, und einem **Zirkeltraining B** für die Muskeln auf Ihrer Körpervorderseite.

Zu den wichtigsten Muskeln auf Ihrer Körpervorderseite, die wir trainieren, zählen

- Ihre Brustmuskeln (Pectoralis),
- Ihre Flanken,
- die Vorderseite Ihrer Oberschenkel (Quadrizeps) und
- die Vorderseite Ihres Bauches.

Sie führen Zirkeltraining A (siehe Beschreibungen und Abbildungen ab Seite 162) am elften, dreizehnten und fünfzehnten Tag durch und Zirkeltraining B am zwölften und vierzehnten Tag.

Haben Sie bemerkt, dass Sie dreimal Zirkeltraining A absolvieren und lediglich zweimal Zirkeltraining B? Das ist kein Zufall, sondern unsere Methode, das Ungleichgewicht unserer Muskeln auszugleichen, das sich in unserem Körper im Laufe der Zeit eingestellt hat. Da wir stets die Muskeln der Körpervorderseite gegenüber denen der Rückseite bevorzugen, geben wir nun den unausgelasteten Muskeln unserer Körperrückseite die Chance, zur überlasteten Vorderseite aufzuschließen.

Deshalb machen wir auch eher Stütz- als Bauchpress-Übungen, welche die Vorderseite unseres Körpers stärken, ohne unseren Rücken zu belasten. Für eine gute, gefestigte Haltung ist es wichtig, sowohl die Muskeln der Vorder- als auch die der Rückseite zu trainieren. Das ist nicht nur für unseren Körper gut, sondern es hilft uns auch dabei, in unserer Kleidung einen besonders guten Eindruck zu machen!

Zirkeltraining B

Noch einmal: In Phase III machen Sie **Zirkeltraining A** dreimal und **Zirkeltraining B** zweimal. In Abhängigkeit von Ihrem Fitness-niveau, mit dem Sie die Pasternak-Diät beginnen, können Sie die Übungen wie beschrieben abwandeln.

Wie viel?

Anfänger: 20 Wiederholungen pro Übung, ein Durchlauf.
Fortgeschrittener Anfänger: 20 Wiederholungen pro Übung, zwei Durchläufe.
Fortgeschrittener: 20 Wiederholungen pro Übung, drei Durchläufe.

Wie oft?

In der dritten Phase führen Sie das Zirkeltraining A dreimal durch – am elften, dreizehnten und fünfzehnten Tag– und Zirkeltraining B zweimal – am zwölften und vierzehnten Tag.

DIE ÜBUNGEN

Übung Nr. 1:
Kniebeuge oder Skater-Ausfallschritt

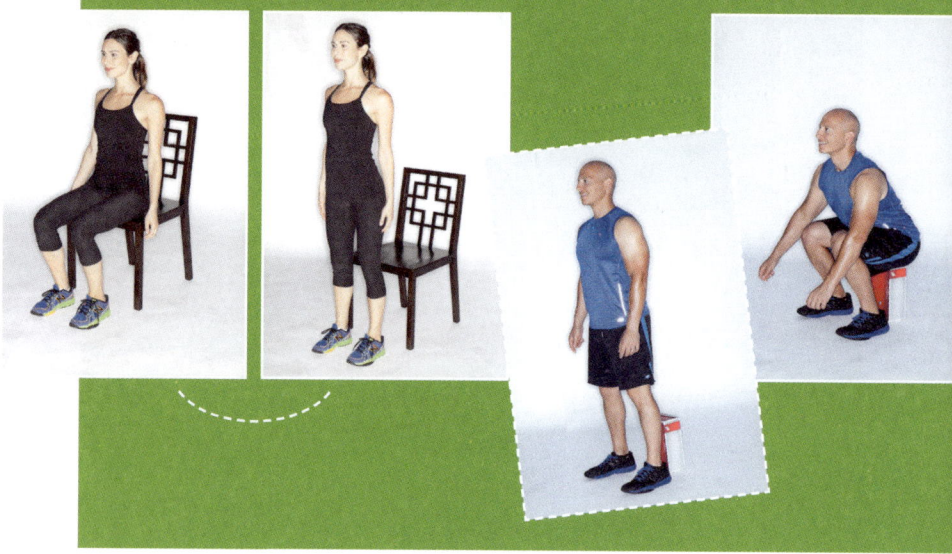

Trainiert Unterkörper (Gesäßmuskulatur, vordere Oberschenkelmuskeln, rückseitige Oberschenkelmuskeln)

Durchführung: Während Sie aufstehen und sich setzen, bleibt Ihr Gewicht auf Ihrem Fußgewölbe; versuchen Sie, den Fuß nicht zu Ihren Zehen hin abzurollen. Blicken Sie die ganze Zeit geradeaus und senken Sie Ihr Gesäß niemals unter Ihre Knie ab. Ihre Oberschenkel sollten beim Sitzen parallel zum Boden sein.

Fortgeschrittene Anfänger (siehe Abbildung rechts): Verwenden Sie eine tiefere Sitzgelegenheit und setzen Sie sich wie zuvor. Wenn Sie es noch schwieriger gestalten möchten, nehmen Sie eine Wassermelone in den Arm oder leichte Hanteln in die Hände.

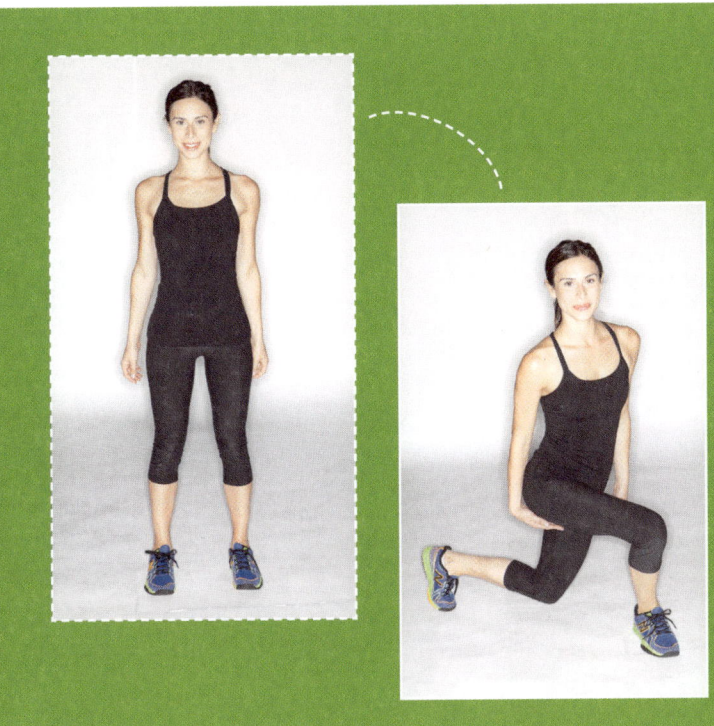

Fortgeschrittene: Nun sind Sie bereit für den Skater-Ausfall-schritt. Stellen Sie sich mit schulterbreit gegrätschten Beinen hin. Machen Sie mit Ihrem linken Bein einen Schritt nach hinten rechts, sodass sich Ihr linkes Knie hinter Ihrer rechten Ferse befindet. Dann kehren Sie in die Ausgangsposition zurück und machen die Übung mit dem anderen Bein: Machen Sie mit Ihrem rechten Bein einen Schritt nach links hinten, sodass sich Ihr rechtes Knie hinter Ihrer linken Ferse befindet. Wechseln Sie die Beine weiterhin ab, und beugen Sie immer ein Knie zur gegen-überliegenden Seite.

Übung 2: Liegestütz-Variation

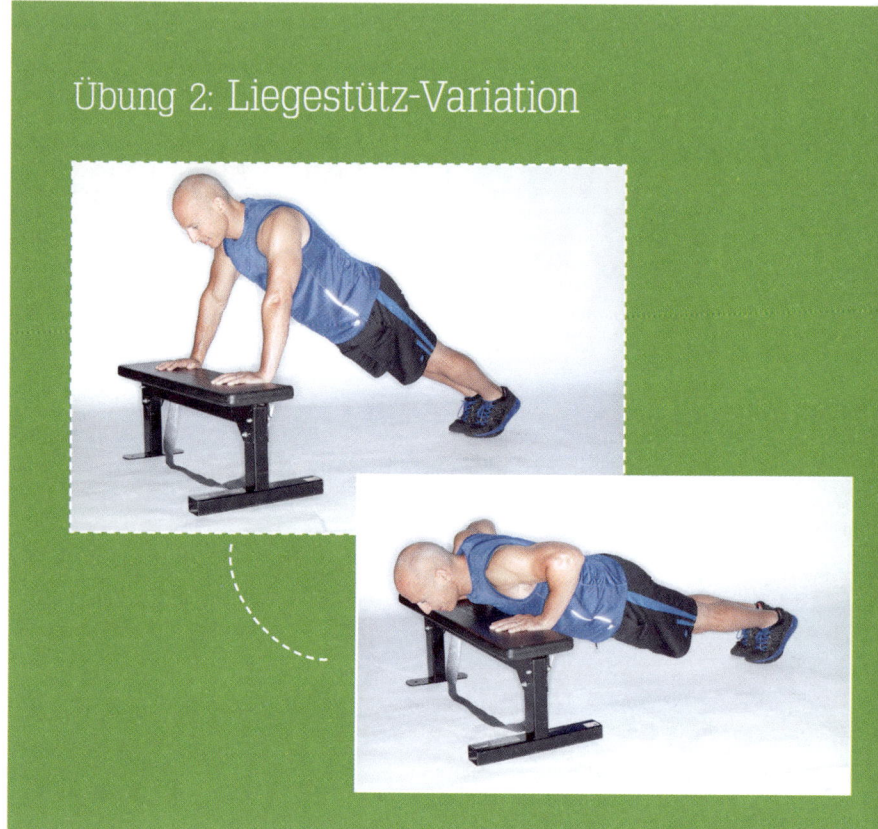

Trainiert Brust, Schultern, Trizeps

Durchführung: Lehnen Sie sich gegen eine Bank oder eine Küchenarbeitsplatte. Halten Sie Ihren Körper durchgedrückt, sodass er eine gerade Linie bildet. Ihre Hände befinden sich zwischen Schlüsselbein und Brustwarze. Beugen Sie Ihre Ellbogen und senken Sie Ihren Körper langsam zur Oberfläche ab, auf die Sie Ihre Hände stützen. Drücken Sie Ihre Ellbogen wieder durch und wiederholen Sie die Übung.

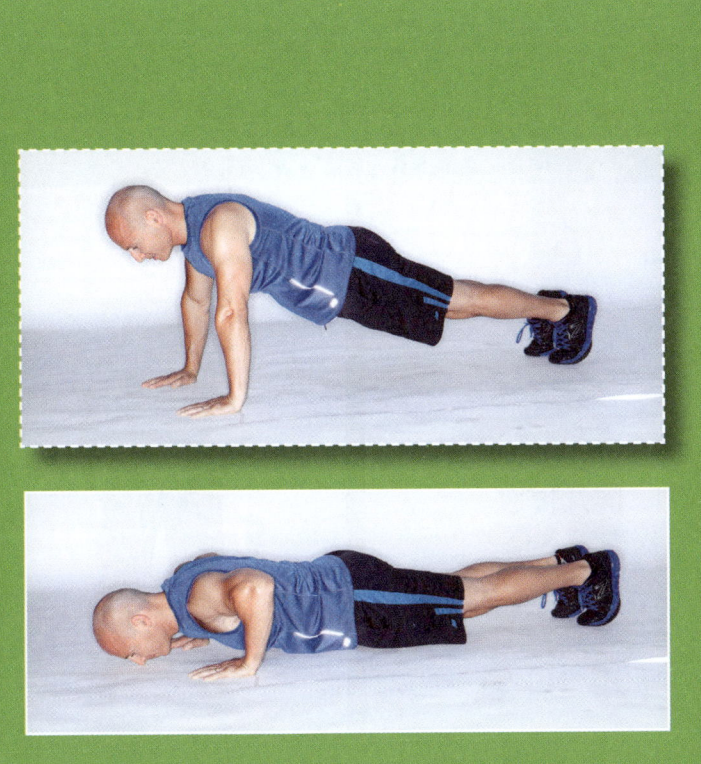

Fortgeschrittene Anfänger: Führen Sie diese Übung mit gebeugten Knien auf dem Boden kniend durch. Die Fußknöchel sind überkreuzt.

Fortgeschrittene (siehe Abbildung oben): Machen Sie vollständige Liegestütze, wobei die Knie durchgedrückt sind und nicht den Boden berühren, sodass Ihr ganzer Körper auf Händen und Zehenspitzen ruht.

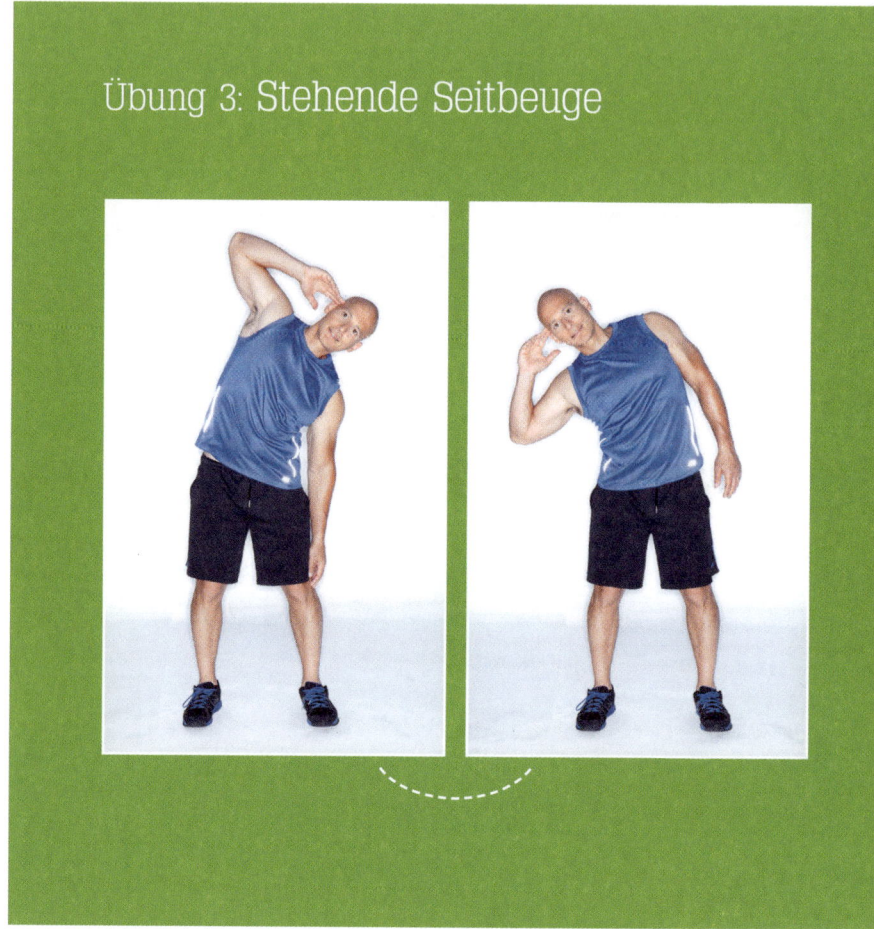

Übung 3: Stehende Seitbeuge

Trainiert Flankenmuskulatur

Durchführung: Stellen Sie sich mit schulterbreit gegrätschten Beinen hin. Der rechte Zeige- und der Mittelfinger berühren den Kopf hinter dem rechten Ohr, während der linke Arm gerade an Ihrer Seite herunterhängt. Beugen Sie nun Ihren Oberkörper sanft seitlich nach rechts. Wiederholen Sie die Übung in die andere Richtung.

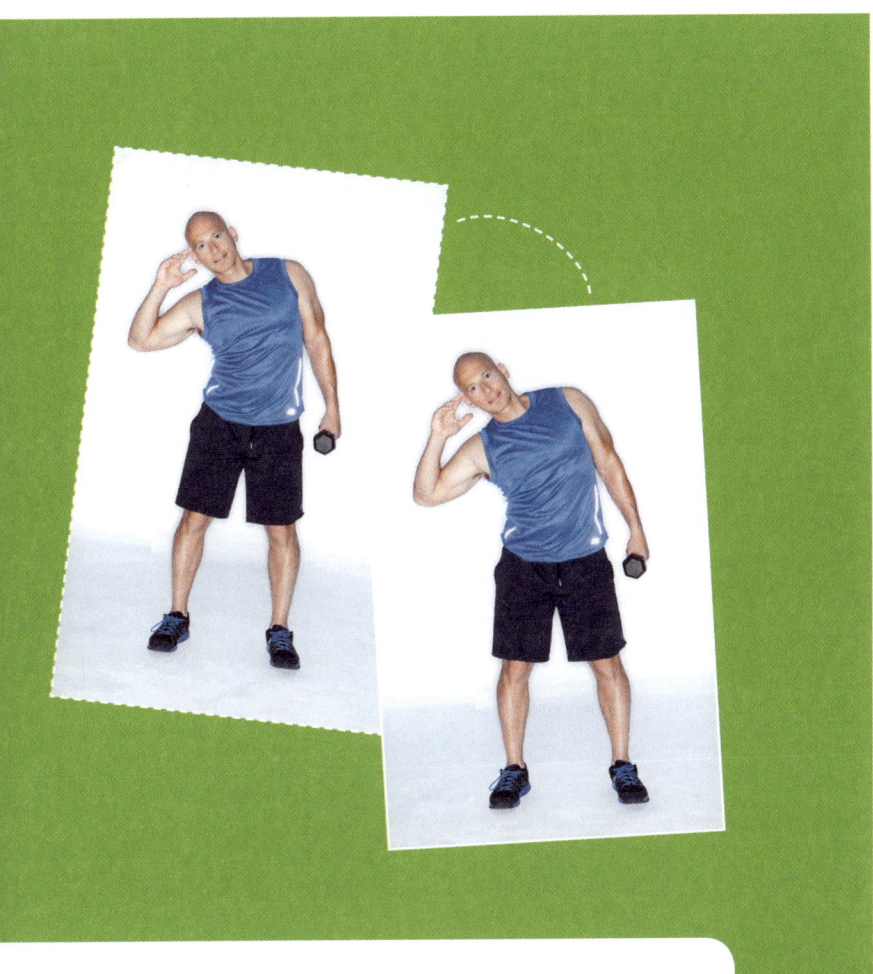

Fortgeschrittene Anfänger/Fortgeschrittene: Führen Sie diese Übung mit Gewichten durch – einem Einkaufskorb voller Konservendosen, einer Wasserflasche oder einer Hantel, die Sie mit der Hand Ihres ausgestreckten Armes halten.

Übung 4: Stütze

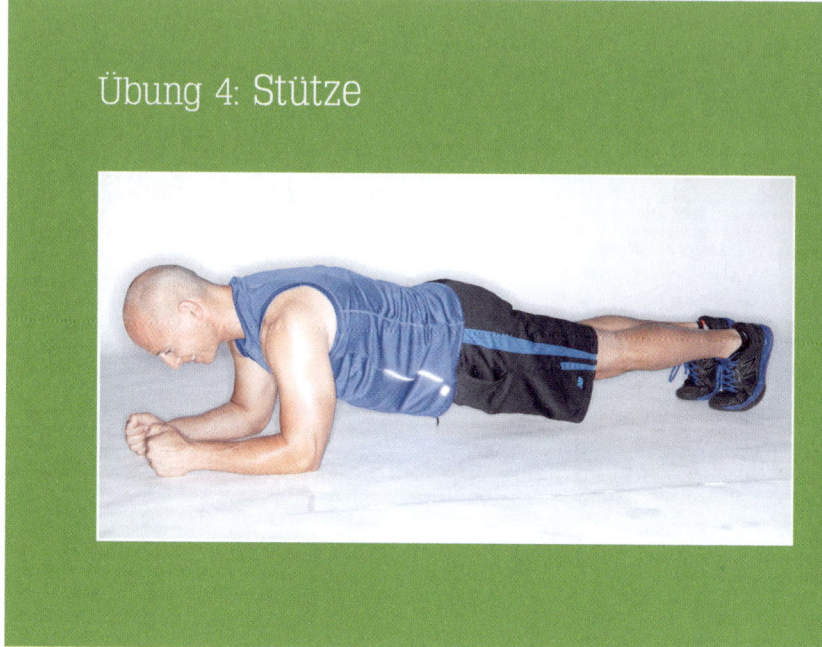

Trainiert Bauchmuskeln

Durchführung: Mit gebeugten Ellbogen stützen Sie Ihre Unterarme am Rand Ihres Bettes oder auf der Armlehne einer Couch ab; strecken Sie Ihre Beine nach hinten, sodass die Füße auf dem Boden stehen und Ihr Körper von den Fersen zu den Schultern eine gerade Linie bildet. Ziehen Sie Ihren Bauch ein und spannen Sie Ihren Körper an.

Fortgeschrittene Anfänger (siehe Abbildung oben): Nun führen Sie die gleiche Übung auf dem Boden durch. Ihre Unterarme ruhen auf dem Boden, und Ihre Hüfte steht etwas über die Linie Ihres Körpers hinaus.
Fortgeschrittene: Die gleiche Übung, aber diesmal bildet die Hüfte mit Ihren Schultern und Fersen eine gerade Linie.

Was Sie noch tun werden

10.000 Schritte pro Tag zurückzulegen sollte Ihnen inzwischen in Fleisch und Blut übergegangen sein. Deshalb können Sie sich problemlos auf das erweiterte Krafttraining konzentrieren. Nachfolgend finden Sie eine Übersicht über Ihre körperlichen Aktivitäten in Phase III.

11. Tag	12. Tag	13. Tag	14. Tag	15. Tag
10.000 Schritte	10.000 Schritte	10.000 Schritte	10.000 Schritte	10.000 Schritte
Zirkel-training A	Zirkel-training B	Zirkel-training A	Zirkel-training B	Zirkel-training A

Phase III: Zusammenfassung

In der dritten Phase, also vom elften bis zum fünfzehnten Tag der Pasternak-Diät, werden Sie einen Smoothie, zwei K-Snacks und zwei E-Mahlzeiten pro Tag zu sich nehmen. Außerdem wechseln Sie Zirkeltraining A und B Ihres Krafttrainingprogramms ab, während Sie weiterhin täglich 10.000 Schritte gehen.

KAPITEL 12

Früher und heute

Sie haben es geschafft! Sie haben den 15-tägigen Körper-Neustart durchgeführt, und wahrscheinlich fühlen Sie sich momentan wunderbar (und sehen auch so aus). Nun sind Sie bereit, Ihre gesunden, neuen Gewohnheiten langfristig in Ihr Leben zu integrieren, indem Sie eine Änderung Ihres Lebensstils vornehmen, die Sie auch in den nächsten Jahren durchhalten können.

Lassen Sie uns zunächst Ihren Fortschritt überprüfen: Sehen Sie sich einfach einmal an, was Sie bereits alles erreicht haben! In nur 15 Tagen haben Sie Gewicht verloren, Ihren Körper gestrafft und Geld gespart, ohne Ihre ohnehin schon knappe Zeit geopfert zu haben.

Und so wird es weitergehen: Wie bereits erwähnt, scheitern so viele Diäten, weil sie nicht berücksichtigen, wie die Wirklichkeit aussieht – wie beschäftigt wir sind, wie knapp bei Kasse und wie leicht zu entmutigen. Wenn Sie das Ende des fünfzehnten Tages erreicht haben, können – und werden – Sie weitermachen. Tun Sie einfach weiterhin das, was Sie bereits machen! Der einzige Unterschied besteht darin, dass Sie sich nun zwei „freie" Mahlzeiten pro Woche genehmigen können, bei denen Sie essen und trinken können, was immer Sie wollen!

Ja, wirklich: zwei Mahlzeiten ganz nach Ihrer Wahl. Warum? Weil Ihr Leben nicht aus Entbehrungen bestehen sollte. Sie sollten es genießen, und es ist in Ordnung, wenn Sie gelegentlich Ihre Lieblingslebensmittel essen, solange Sie bei den anderen Mahlzeiten der Woche Ihren Plan befolgen.

Kreativ werden

Wenn Sie im Umgang mit dem Mixer selbstbewusster werden (und Sie werden sehen, dass das nicht lange dauert), können Sie auch die Hinweise zur Herstellung Ihrer eigenen Smoothies befolgen, die ich ab Seite 94 darlege und die unkomplizierter nicht sein könnten: Solange Sie alle wichtigen Nährstoffkategorien berücksichtigen – Ballaststoffe, Eiweiße, gesunde Fette –, können Sie nach Herzenslust experimentieren. Doch vergessen Sie nicht, dass ein Smoothie, bei dem eine dieser Hauptkategorien fehlt, nicht als Mahlzeit zählt; wenn Sie also Bananen, Erdbeeren und Eis in einen Mixer werfen, fehlen Ihnen die Eiweiße, die Sie brauchen, um bis zur nächsten Mahlzeit satt zu bleiben.

Ein erneuter Neustart

Wann immer Sie schnell ein paar Pfunde verlieren müssen – beispielsweise nach dem Urlaub oder einem besonders ausschweifenden langen Wochenende –, können Sie einfach zu Phase I oder II der Pasternak-Diät zurückkehren; entweder für einen Tag oder für die gesamten fünf Tage. Selbst ein vorübergehender Neustart kann sofort als großartige Entgiftung wirken, ohne Verzicht auf die essenziellen Nährstoffe. Insbesondere die Rückkehr zur ersten Phase kann Ihnen helfen, rasch Gewicht zu verlieren, wenn ein wichtiges Ereignis bevorsteht, für das Sie etwas schlanker sein wollen, oder wenn Sie einfach das Gefühl haben, Sie bräuchten etwas zusätzlichen Schwung.

Doch die Zeitplanung liegt ausschließlich in Ihren Händen. Das hängt wirklich davon ab, welche Art des Neustarts Sie sich wünschen und was Ihr Körper zu diesem Zeitpunkt braucht. Vielleicht werden Sie einmal pro Monat für eine kleine Optimierung zu Phase II zurückkehren oder einmal pro Saison zur ersten Phase, einfach um ein neues Kapitel aufzuschlagen. Ich mache es gern folgendermaßen: An den ersten fünf Sommer-, Herbst-, Winter- und Frühlingstagen trinke ich gern drei Smoothies täglich, um frisch in die Jahreszeit zu starten. Wie auch immer Sie diesen Plan nutzen möchten, die Pasternak-Diät steht Ihnen immer zur Verfügung, wenn Sie sie brauchen!

Wann Sie Ihren täglichen Smoothie zu sich nehmen, bleibt nach wie vor ganz Ihnen überlassen. Von dem Augenblick des Aufstehens an erledige ich immer zehn Dinge auf einmal, sodass ich mich in der

Regel dafür entscheide, meinen Smoothie zum Frühstück zu mir zu nehmen. Dabei wähle ich mal einen roten, mal einen grünen oder weißen Smoothie (ich *liebe* den Erdnussbutter-Bananen-Smoothie) – ganz nach Stimmung und in Abhängigkeit von den Lebensmitteln, die sich in meinem Kühlschrank befinden. Den Rest des Tages ernähre ich mich so, wie ich es schon immer getan habe: zwei Mahlzeiten und zwei Snacks, die alle eine gute Mischung aus Ballaststoffen, Eiweiß und gesundem Fett bieten. Sie können auch beschließen, Ihren Smoothie zu der Tageszeit zu verzehren, zu der Sie voraussichtlich am anfälligsten für Heißhungerattacken sind.

Die einzige große (und sicher willkommene) Änderung in dieser Phase besteht darin, dass Sie nun zwei „freie" Mahlzeiten pro Woche zu sich nehmen – also Mahlzeiten, die keiner der Regeln unterworfen sind.

Ein besonderer Anreiz: die freie Mahlzeit

Als Belohnung dafür, dass Sie die gesamten 15 Tage dieser Diät durchgehalten haben (als wäre Ihre nun lockerer sitzende Jeans noch nicht genug!), können Sie nun pro Woche zwei „freie" Mahlzeiten in Ihren Ernährungsplan einbauen. Bei einer freien Mahlzeit dürfen Sie essen und trinken, was immer Sie wollen. Sie können dies zu einem Sonntagsbrunch nutzen, zu einem gemeinsamen Abendessen mit Freunden am Freitagabend oder einem romantischen Mahl mit Ihrem Partner. Das liegt ganz bei Ihnen.

Warum gibt es nun diese „freien" Mahlzeiten statt des „Mogeltags", den ich als Teil meiner „5-Faktor-Diät" eingeführt habe? Nun, bei vielen bekannten Diäten (einschließlich meiner) gibt es einen Mogeltag, doch ich habe festgestellt, dass allein schon diese Bezeichnung dazu führt, dass die Leute es sich nicht nur gut gehen lassen, sondern übertreiben und ihren Körper sogar malträtieren. Ich habe Kunden, die an ihrem Mogeltag sogar besonders früh aufstehen, damit sie mehr Zeit haben, um Pfannkuchen, Hamburger und Pizza in sich hineinzuschaufeln – nein, so war das nicht gemeint!

(PS: Ich danke all meinen Freunden auf Facebook und Twitter, die ich befragt habe und die ziemlich einstimmig zwei freie Mahlzeiten gegenüber einem Mogeltag bevorzugten!)

Nach gründlicher Überlegung habe ich mich nun also gegen das Wort „mogeln" entschieden, zumal Sie ja eigentlich gar nicht betrügen, sondern nur die Struktur der restlichen Woche außer Acht lassen. „Frei" kann eine Vielzahl unterschiedlicher Bedeutungen haben. Es kann zum Beispiel heißen, dass Sie ein gesundes Gericht zu sich nehmen, aber auch einen Nachtisch essen. Oder es kann dafür stehen, dass Sie ein, zwei Gläser Wein zu Ihrem Gericht trinken. „Frei" kann das bedeuten, was Sie wollen.

Ein weiterer Vorteil der zwei freien Mahlzeiten gegenüber einem Mogeltag besteht darin, dass ein ganzer Tag zum Mogeln dazu führte, dass die Leute das Gefühl hatten, an den restlichen sechs Tagen der Woche perfekt sein zu müssen, und das ist wirklich schwierig. Häufig nimmt man pro Woche an ein oder zwei gesellschaftlichen Ereignissen teil, und ich möchte nicht, dass jemand sein ganzes Programm aufgibt, nur weil es sich nicht in sein Sozialleben integrieren lässt. Zwei freie Mahlzeiten sind besser für Ihr gesellschaftliches Leben – und für Ihren Körper. Immerhin bedeutet ein Mogeltag bis zu drei Mahlzeiten und zwei Snacks zum Betrügen, während zwei freie Mahlzeiten pro Woche eben genau das sind: zwei Mahlzeiten, also weniger als die Hälfte der Schwelgerei.

Dieser Plan ist auf eine jahrelange Dauer angelegt, nicht nur auf ein paar Tage, und ich finde, dass zu viele Entbehrungen und zu strenge Regeln häufig zu einem ungewollten Rückschlag führen können. Sie ärgern sich, wenn Sie sich dauernd all das versagen müssen, was Sie so gerne essen. Dadurch halten Sie sich immer weniger an die Vorgaben und geben allmählich öfter Ihren Heißhungerattacken nach.

Alkohol – ein paar Vorsichtsmaßnahmen

Alkohol hat fast doppelt so viele Kalorien wie Kohlenhydrate und Eiweiß, doch das ist nicht das Entscheidende. Ich mache mir mehr Sorgen über die enzymatische Umgebung, die durch Alkoholgenuss geschaffen wird. Wenn wir Alkohol trinken, muss unsere Leber Überstunden machen, um die Enzyme zu produzieren, die zur Verstoffwechselung erforderlich sind. Doch unsere Leber ist auch für die Umwandlung von Fett zuständig. Wenn Sie also mit der Verstoffwechselung von Alkohol beschäftigt ist, kann sie nicht die nötigen Enzyme produzieren, um Fett zu verbrennen. Vereinfacht ausgedrückt: *Wenn wir Alkohol trinken, arbeitet unser Körper weniger wirkungsvoll an der Fettverbrennung.* Offensichtlicher und ebenso schädlich sind die Risiken hinsichtlich unseres Verhaltens: Unter Alkoholeinfluss neigen wir dazu, mit Hingabe zu essen. Für mich ist Alkohol eine Art Einstiegsdroge – nicht notwendigerweise für andere Drogen, doch für schlechte Ernährungsentscheidungen. Wie ich herausfand, als ich für mein Buch „Die 5-Faktor-Welt-Diät" recherchierte, gehört in vielen der gesündesten Ländern der Welt Alkohol zum Lebensstil, wenn auch stets in Maßen. Wenn Sie Vorsicht walten lassen und ihn nur bei Ihren freien Mahlzeiten zu sich nehmen, können Sie Alkohol genießen, ohne Ihre neuerdings schlanke Taille zu riskieren. Wenn Sie Alkohol mögen, ist das also okay, aber machen Sie ihn nur zum Bestandteil Ihrer freien Mahlzeiten.

Aus diesem Grund sollten Sie diese freien Mahlzeiten als besondere Anlässe betrachten – als Belohnungen dafür, wie gut Sie Ihren Ernährungsplan einhalten –, statt einfach eine zusätzliche Portion zuckerigen Müslis vor dem Fernseher zu essen.

Fühlen Sie sich niemals schuldig wegen der Bestandteile Ihrer freien Mahlzeiten. Denn in der Tat haben Sie sich diese verdient. Sich zweimal pro Woche ungesund zu ernähren, ist immer noch deutlich gesünder, als dies rund um die Uhr zu tun. Es ist die alltägliche große Menge an Kohlenhydraten und Zucker, die unserem Körper am meisten schadet, nicht die reine Schlemmerei. Lassen Sie es sich also schmecken! Und sehen Sie es mal so: Wenn Sie 35-mal pro Woche essen (21 Mahlzeiten und 14 Snacks) und nur zweimal prassen, sind Sie der Konkurrenz auf jeden Fall meilenweit voraus.

Ich habe außerdem Folgendes herausgefunden: Wenn Sie diese freien Mahlzeiten im Rahmen einer ansonsten gesunden Ernährung zu sich nehmen, ist das früher attraktive Junkfood für Sie möglicherweise gar nicht mehr so verführerisch. Eventuell bekommen Sie von der großen Menge an Zucker und industriell verarbeiteten Nahrungsmitteln Kopfschmerzen oder eine Magenverstimmung, da Ihr Körper, der sich ansonsten in einem tadellosen Zustand befindet, dies nicht mehr gewöhnt ist. Sie werden weniger versucht sein, übermäßig viel zu essen oder zu trinken, denn Ihr Körper will einfach nicht die gleichen Gifte aufnehmen wie früher.

Machen Sie also weiter, gehen Sie zu Ihrem Lieblingsmexikaner und greifen Sie tief in die Schüssel mit den Chips. Essen Sie ein Stück Möhrenkuchen, wenn Sie möchten. Es ist Ihre freie Mahlzeit – also gibt es keine Einschränkungen. Sie können sogar Alkohol trinken, auch wenn ich einige allgemeine gesundheitliche Bedenken in dieser Hinsicht geäußert habe.

Natürlich ist es ganz entscheidend, dass Sie Ihr Leben leben sollten, und ich werde Ihnen *nichts* für Ihre zwei freien Mahlzeiten pro Woche verbieten. Deshalb sind sie ja frei! Sie können wirklich absolut alles essen und trinken, was Sie möchten. Doch wenn Sie bei den alkoholischen Getränken den gesundheitlichen Aspekt nicht ganz außer Acht lassen wollen, würde ich Ihnen raten, süße Drinks wie Piña Colada und Daiquiris zu meiden. Trotzdem: Es ist *Ihre* freie Mahlzeit – also schlemmen Sie nach Herzenslust. Wie schon gesagt: Sie haben es sich verdient.

> *Meine Schwester und ich glauben, dass Diäten in der Vergangenheit bei uns nicht funktioniert haben, weil wir nicht dazu bereit waren und sie nur aus einer Laune heraus machten. Als wir Harleys Buch lasen und an seinem Programm teilnahmen, wurde uns klar, dass es sich überhaupt nicht um eine Diät handelte – es war eine Umstellung des Lebensstils. Fünf kleine Mahlzeiten am Tag zu essen, welche das Eiweiß und die Ballaststoffe enthielten, die wir brauchten, erwies sich in Kombination mit unserem Training als toll. Unsere Familien waren – und sind noch immer – von unserem Gewichtsverlust begeistert. Wir werden es jedem erzählen: Es beginnt in **deinem** Kopf."*
>
> – Jamilla und Cherrell Harris,
> verloren jeweils neun Pfund innerhalb von 15 Tagen

Der Rest Ihres Lebens: Tipps für lang anhaltenden Erfolg

Planen, planen und noch mehr planen. Ich weiß, dass ich mich in dieser Hinsicht wiederhole, doch einer der effektivsten Wege, um Ihren dauerhaften Erfolg mit diesem Programm zu sichern, besteht darin, Ihre Essenszeiten gut im Voraus zu planen. Überlassen Sie nichts dem Zufall, damit Sie nicht in eine Situation geraten, in der Ihr Blutzucker so niedrig und Ihr Hunger so groß ist, dass Sie einfach alles essen, was Ihnen in die Finger kommt. Wenn Sie Ihre Mahlzeiten und Snacks in einem Abstand von ungefähr drei Stunden planen, ist es deutlich weniger wahrscheinlich, dass Sie in diese Falle tappen. Doch natürlich ist jeder Tag (und jede Stimmung) anders, und wenn Sie unerwartet außerhalb Ihres üblichen Zeitplans hungrig sind, sollten Sie es zunächst mit einem kalorienfreien Getränk versuchen – vielleicht hilft das ja schon. Wenn Sie mit den Planungen gut zurechtkommen, können Sie über ein Ernährungstagebuch nachdenken, das nachgewiesenermaßen das Abnehmen fördert.[1]

Achten Sie darauf, warum Sie essen. Häufig essen wir nicht, weil wir Hunger haben. Wir essen, weil wir im Stress sind, Langeweile haben oder unglücklich sind. Die beste Abhilfe gegen dieses diffuse Unbehagen ist Aktivität. Wenn Sie am Abend vier Stunden mit Fernsehen auf der Couch verbringen, werden Sie zwischendurch mehr essen. Doch wenn Sie diese Zeit mit Gartenarbeit verbringen oder damit, mit einem alten Freund Tennis zu spielen, dann werden Sie zwangsläufig nicht so viel unbedacht naschen. Eine differenzierte Aufmerksamkeit im Hinblick auf Ihre guten und schlechten Essgewohnheiten ist der Schlüssel zu erfolgreichem Gewichtsverlust. Das ist ein Grund dafür, dass es helfen kann, alles zu notieren, was Sie essen, oder eine App zu benutzen, mit deren Hilfe Sie Ihre tägliche Nahrungsaufnahme nachvollziehen können.

Decken Sie den Grundbedarf ab. Denken Sie daran, Ihrem Körper alle Nährstoffe zu geben, die er braucht, statt ihn mit leeren Kalorien vollzustopfen, die Ihnen die Laune verderben. Achten Sie darauf, die wichtigsten Kategorien bei jeder Mahlzeit und allen Snacks zu berücksichtigen: Sie müssen Ballaststoffe und Eiweiß zu sich nehmen. Ohne diese zwei Elemente wird Ihr Körper früher als erforderlich nach weiterer Nahrung verlangen. Immer wenn Sie abgepackte Lebensmittel kaufen, sollten Sie anhand des Etiketts prüfen, ob sie mindestens jeweils fünf Gramm Ballaststoffe und Eiweiß, aber weniger als 150 Kalorien pro Portion enthalten.

Halten Sie inne – und hören Sie auf, wenn es genug ist. Legen Sie die Angewohnheit ab, sich jedes Mal den Bauch vollzuschlagen, wenn Sie sich zum Essen hinsetzen. Kauen Sie sorgfältig, bevor Sie schlucken, und bemühen Sie sich, einige Bissen auf Ihrem Teller übrig zu lassen – einfach um zu sehen, ob Sie dazu in der Lage sind. Lassen Sie sich von den Japanern inspirieren, die versuchen, das Essen einzustellen, wenn sie zu 80 Prozent satt sind (anstelle Ihrer üblichen 200 Prozent). Statt sofort nach einem Nachtisch zu verlangen, wurden Japaner so erzogen, dass sie zunächst fünf bis zehn Minuten warten, um zu sehen, ob sie wirklich noch etwas essen möchten. In den meisten Fällen wollen sie es nicht – und Sie werden es auch nicht wollen. Probieren Sie das bei Ihrer nächsten freien Mahlzeit aus. Sie werden vielleicht von Ihrer eigenen Selbstbeherrschung überrascht sein!

„Mein bester Rat für jeden, der eine Reise zu Gesundheit und Wohlbefinden beginnt, ist, auf der Stelle anzufangen. Nicht morgen, nicht am Montag, sondern **jetzt***. Legen Sie los und bleiben Sie dabei. Dies ist keine Diät, sondern eine Änderung des Lebensstils! Das kann eine Herausforderung sein, doch was für eine bessere Belohnung gibt es, als ein Leben voller Gesundheit, Wohlbefinden und Zufriedenheit mit Ihrem Körper?"*

– Delia Larson, verlor elf Pfund innerhalb von 15 Tagen

Kaufen Sie gesunde Lebensmittel auf Vorrat. Das Wissen, was man nicht kaufen soll, ist das eine, doch das Wissen, *was* man kaufen soll, ist genauso wichtig. Ich finde es hilfreich, im Kühlschrank und in der Vorratskammer immer genug gesunde Lebensmittel vorrätig zu haben, die ich innerhalb kürzester Zeit in leckere Mahlzeiten verwandeln kann.

- **Für Smoothies:** Ich kaufe manchmal Spinat, gefrorene Beeren, fettfreien griechischen Joghurt und Mandeln – alles in großen Mengen.

- **Für Pfannengerichte:** Ich habe immer für den Notfall einen Beutel mit geschnittenem und gebrauchsfertigem Gemüse in meinem Tiefkühlfach.
- **Für Eiergerichte:** Ich kaufe einen großen Tetrapak Eiweiß.
- **Für Sandwichs:** Ich besorge ballaststoffreiches Vollkornbrot (mit mindestens fünf Gramm Ballaststoffen pro Portion) und friere es ein, sodass es länger hält.
- **Für Salate:** Dafür verwende ich frisches Gemüse und kaufe alles, was gerade Saison hat oder in meinem Lebensmittelmarkt angeboten wird.
- **Für Suppen:** Manchmal verdoppele oder verdreifache ich die Zutatenmenge für ein Rezept, sodass ich Extraportionen einfrieren kann. Diese nutze ich dann, wenn ich es eilig habe, mich aber nach Plan ernähren möchte. Dies ist ein besonders hilfreicher Tipp für die Wintermonate. Ich kaufe auch salzarme Hähnchen- oder Gemüsebrühe und faseriges Gemüse wie Blumenkohl und Brokkoli zum Mixen.

Räumen Sie auf. Wenn Sie sich an den Plan halten wollen, ist es eine gute Idee, alle sehr zuckerhaltigen Lebensmittel zu entsorgen, die Sie im Haus haben. Sie sollten nicht von gesüßten Müslis und dick machenden Keksen in Versuchung geführt werden; warum haben Sie diese also in der Küche? Ersetzen Sie alles, was gehärtete Fette oder viel Fruktose enthält, durch leckere Vollwertkost, damit Sie in schwachen Momenten (die wir alle einmal haben) nicht anfällig werden. Viele dieser härtesten Kämpfe finden in den Gängen des Supermarkts statt, in denen die Snacks stehen: Gehen Sie also mit einer Liste einkaufen und halten Sie sich an Ihre Vorsätze. Kinder zu haben, ist keine Entschuldigung: Auch sie brauchen diese ungesunden Lebensmittel nicht. Nüsse, Obst und fettarmer Käse sind für die Pause in der Schule deutlich gesünder als der übliche Kram, den wir unseren Kindern mitgeben. Wenn andere Menschen im Haus darauf bestehen, Junkfood vorrätig zu haben, sollte es in einem gesonderten Fach und nicht auf Augenhöhe lagern.

Bestellen Sie vernünftig. Ja, Sie *dürfen* bei Ihren freien Mahlzeiten essen, was immer Sie wollen; doch versuchen Sie, Ihr hart erarbeitetes Wissen über Gesundheit und Ernährung nicht vollständig vor der Restauranttür zurückzulassen. Denken Sie insbesondere daran, dass eine Mahlzeit ohne Eiweiß und Ballaststoffe keine Mahlzeit ist. Versuchen Sie, das im Hinterkopf zu behalten, wenn Sie die Speisekarte Ihres Lieblingsrestaurants lesen. Und achten Sie, wie immer, auf die Portionsgrößen, die in allen Gasthäusern heutzutage riesig zu sein pflegen. Meiden Sie, wenn möglich, den Brotkorb – das ist einer der Gründe dafür, dass wir so viel essen (häufig, ohne es zu bemerken), wenn wir ins Restaurant gehen. Wenn Sie Ihren Appetit für das Hauptgericht aufsparen, werden Sie vielleicht feststellen, dass Sie das Essen mehr genießen. Essensreste in einem Beutel mit nach Hause zu nehmen, ist eine großartige Idee, um Kalorien zu sparen, ohne sich bei Ihren Lieblingsspeisen zurückhalten zu müssen. Bitten Sie darum, wenn Sie die Versuchung einschränken wollen. Statt Ihren Teller sauber zu wischen, sollten Sie versuchen, einen Teil Ihres Mahls für das Mittagessen des nächsten Tages aufzuheben oder einem (sicher dankbaren) Familienmitglied mitzubringen. Scheuen Sie sich nicht, darum zu bitten, das Dressing oder die Soße separat zu bekommen.

Halten Sie sich an den Plan. Ja, in der Tat: Einen konsequenten Plan einzuhalten, ist in dieser lebenslangen Phase mindestens genauso wichtig wie zuvor – wenn nicht noch wichtiger. Gewöhnen Sie sich an, im Voraus zu wissen, was Sie essen werden. Versuchen Sie, am Anfang der Woche eine Vorstellung davon zu haben, wann Sie Ihre freien Mahlzeiten einnehmen werden. Sorgen Sie dafür, dass in der Küche die Lebensmittel vorrätig sind, die Sie benötigen, um jeden Tag einen Smoothie und gesunde E-Mahlzeiten und K-Snacks zubereiten zu können. Bevor Sie abends ins Bett gehen, sollten Sie wissen, was Sie am nächsten Morgen essen werden. Die gleiche Vor-abplanung, die Sie in den letzten 15 Tagen mit solcher Leichtigkeit angewendet haben, wird nun von unschätzbarem Wert sein, wenn Sie diese Art der Ernährung für den Rest Ihres Lebens übernehmen. Die folgende Tabelle gibt Ihnen einen Überblick über die ersten fünf Tage des Planens, wie Sie nun viele Jahre lang essen werden. In diesem Stadium sollte das bereits ein alter Hut für Sie sein!

Der Rest Ihres Lebens

	Montag	Dienstag	Mittwoch	Donnerstag	Freitag
Frühstück	Weißer Smoothie	Italienisches Frühstücksrührei (Seite 227)	Harleys einfaches Kartoffel-Paprika-Omelett (Seite 228)	Frischkäse-Rührei mit Kräutern (Seite 229)	Roter Smoothie
Snack 1	Snack	Snack	Snack	Snack	Snack
Mittagessen	Curry-Puten-Birnen-Sandwich (Seite 242)	Roter Smoothie	Wrap mit Roastbeef und karamellisierten Zwiebeln (Seite 237)	Thunfisch-Tortilla-Wrap (Seite 239)	Curry-Puten-Birnen-Sandwich (Seite 242)
Snack 2	Snack	Snack	Snack	Snack	Snack
Abendessen	Erbsensuppe (Seite 251)	Freie Mahlzeit	10-Minuten-Pfanne (Seite 263)	Weißer Smoothie	Freie Mahlzeit

Machen Sie es sich leicht! Zu guter Letzt: Beim Diäthalten ist Einfachheit der Schlüssel zum Erfolg – machen Sie es also nicht komplizierter als nötig. In unserem Alltag haben wir vieles deutlich zu kompliziert gestaltet. Wenn Sie mit einer Diät keinen Erfolg hatten, würde ich wetten, dass dies daran lag, dass Sie es sich unnötig schwer gemacht haben (oder, was noch wahrscheinlicher ist, dass die Diät selbst von Anfang an zu kompliziert war). Bei der Pasternak-Diät werden Sie für den Rest Ihres Lebens einen Smoothie pro Tag zu sich nehmen – und nichts könnte einfacher sein, als leckere Lebensmittel in einen Mixer zu füllen und auf den Startknopf zu drücken. **Halten Sie Ihren Fitnessplan durch.** Das ist wirklich so wichtig, dass ich es nicht genug betonen kann. Ihr Fitnessplan wird derselbe sein wie in Phase III: Wie immer (muss ich Sie daran überhaupt noch erinnern?) werden Sie täglich Ihre 10.000 Schritte zurücklegen, an jedem Tag der Woche. Wenn Sie bereit sind, sogar noch mehr zu gehen, um die Ergebnisse zu beschleunigen, können Sie das gerne tun; aber achten Sie darauf, dass die Schrittzahl allmählich zunimmt. Bei einer zu raschen Steigerung kann es zum Schienbeinkantensyndrom, zu Fersensporn und schmerzenden Knien kommen. Auf lange Sicht ist Maßhalten immer die bessere Alternative.

Nicht vergessen: Während körperliche Aktivität wie Gehen Kalorien verbrennt, müssen Sie auch ein regelmäßiges Krafttraining machen, um Ihren Körper zu stärken und zu straffen. Zu diesem Zweck werden Sie weiterhin Zirkeltraining A an drei Tagen pro Woche machen und Zirkeltraining B an zwei Tagen pro Woche. Im Allgemeinen würde ich vorschlagen, dass Sie versuchen, von Montag bis Freitag zu trainieren, aber im Grunde ist es egal, welche fünf aufeinanderfolgenden Tage Sie wählen, solange Sie Ihr Training konsequent durchziehen.

Sie werden die Intensität des Zirkeltrainings allmählich steigern, vom Anfänger über den fortgeschrittenen Anfänger bis zum Fortgeschrittenen, und zwar in dem Maße, in dem Ihr Körper stärker wird; und einmal pro Monat werden Sie einen zusätzlichen Durchgang einfügen, bis Sie drei Durchgänge erreicht haben. Viele der fortgeschrittenen Sportler, die mit drei Durchgängen beginnen, steigern auch den Schwierigkeitsgrad der Übungen. Wenn Sie mit den Varianten für Fortgeschrittene beginnen, sollten Sie sich weiter steigern, bis Sie spüren, dass Ihr Körper sich zu verändern beginnt. Meine Internetseite (www.harleypasternak.com) und meine früheren Bücher – „Schlank und fit mit Faktor 5", „Die 5-Faktor-Diät" und „Die 5-Faktor-Welt-Diät" – sind hervorragende Quellen für noch mehr Übungen, wenn Sie sich nach einigen Monaten mehr Abwechslung wünschen. Oder versuchen Sie es mit meinen DVDs „5-Faktor-Fitness". Was auch immer Sie tun: Ich verspreche Ihnen, dass diese beiden einfachen Zirkeltrainings mit jeweils vier Übungen Ihren Körper umgestalten werden.

Der Schlüssel zu allen körperlichen Aktivitäten besteht darin, konsequent zu sein und das Minimum zu tun, um die besten Ergebnisse zu erzielen. Diese von mir entworfenen Zirkeltrainings sind *die* effizienteste Möglichkeit, regelmäßiges Krafttraining in Ihren Alltag zu integrieren. Ich brülle Sie nicht an und verlange auch keine Million völlig unmöglicher olympischer Wundertaten von Ihnen. Ich fordere Sie lediglich auf, eine winzige Reihe einfacher Übungen zu machen – aber dies an *fünf Tagen pro Woche*, jede Woche, unabhängig davon, wo Sie sind oder was Sie sonst noch so tun –, damit es Ihrem Körper immer besser geht.

Gehen Sie das ganze Jahr über. Nicht jede Witterung ist perfekt, und an manchen Tagen ist es nicht gut möglich, zur Arbeit zu laufen. Trotzdem können Sie Ihre 10.000 Schritte an jedem Tag des Jahres erreichen, unabhängig vom Wetter. Im Sommer könnte das bedeuten, dass Sie bei Sonnenaufgang aufstehen sollten, um Ihren täglichen Spaziergang zu machen. (Oder wenn Sie eine Nachteule sind, warten Sie bis nach Sonnenuntergang und gehen dann am späten Abend spazieren.) Bei einem Spaziergang tagsüber nehmen Sie eine Wasserflasche mit und treffen entsprechende Vorsichtsmaßnahmen.

Im Winter bekommen Sie beim Schneeschippen zusätzliche Bewegung – doch das bedeutet nicht, dass Sie auf Ihre 10.000 Schritte verzichten könnten. Laufen Sie im Büro die Treppen rauf und runter oder fahren Sie ins örtliche Einkaufszentrum, um dort Ihre Besorgungen mit intensivem Gehen zu kombinieren. Manchmal müssen

Auf einen Blick

Phase I	Phase II	Phase III	Der Rest Ihres Lebens
• Kaufen Sie sich einen Schrittzähler. • Besorgen Sie sich ein Paar gut passender Schuhe. • Gehen Sie 10.000 Schritte pro Tag.	• Gehen Sie weiterhin 10.000 Schritte pro Tag. • Beginnen Sie ein fünfminütiges Krafttraining (Zirkeltraining A) an drei Tagen pro Woche.	• Gehen Sie weiterhin 10.000 Schritte pro Tag. • Wechseln Sie zwei Zirkeltrainings (Zirkeltraining A und B) an fünf Tagen pro Woche miteinander ab.	• Gehen Sie weiterhin 10.000 Schritte pro Tag. • Wechseln Sie weiterhin die Zirkeltrainings A und B an fünf Tagen pro Woche ab. Steigern Sie allmählich die Anzahl der Durchgänge pro Trainingseinheit auf drei. • Genießen Sie zwei freie Mahlzeiten pro Woche.

Sie vielleicht ein bisschen kreativ werden, doch ich verspreche Ihnen, dass es gar nicht so schwierig ist, 10.000 Schritte zu erreichen – selbst an den scheußlichsten Tagen im Jahr!

Denken Sie daran: Wenn es um körperliche Betätigung geht, ist mehr nicht zwangsläufig besser. Stellen Sie sich Ihren Körper wie eine Pflanze vor: Wenn sie zu wenig Sonnenlicht bekommt, geht sie ein; dasselbe gilt für zu viel Sonnenlicht. Der Trainingsplan ist unser Weg, ein optimales Gleichgewicht zwischen zu viel und zu wenig Krafttraining zu erreichen. Wir wollen unseren Körper anregen, damit er stärker wird, ohne ihn zu sehr zu beanspruchen, damit er keinen Schaden nimmt. Unser Körper braucht Zeit zum Ausruhen und Erholen, um aufzublühen.

Und nun … klopfen Sie sich auf die Schulter! Solange Sie meine Lektionen in Ihr Leben integrieren, kann ich Ihnen versprechen, dass Sie mit diesem Plan Erfolg haben und die beeindruckenden Veränderungen Ihres Körpers lieben werden. Gratulieren Sie sich also dazu, dass Sie es so weit geschafft haben. Und ich bin äußerst zuversichtlich, dass Sie diesen Weg weitergehen werden. Denn es funktioniert, und wenn Sie sehen, wie sich Ihr Körper verändert, wird das Ihr Anreiz sein, sich auch in Zukunft nach meinem Plan zu richten.

Glauben Sie mir – ich weiß genau, wo Sie stehen: Sie wollen *so schnell wie möglich* abnehmen, und zwar ohne all die typischen Hindernisse, die im Laufe der Jahre aufgetaucht sind, in denen Sie bereits vergebens darum gekämpft haben, Gewicht zu verlieren. Das habe ich klar und deutlich verstanden, und ich habe diesen Plan entworfen, weil ich begriffen habe, wie dringend Ihr Bedürfnis ist, auf der Stelle Pfunde zu verlieren – nicht nächste Woche oder nächstes Jahr, sondern sofort. Sie haben dieses Buch zur Hand genommen, da Sie schon alles probiert haben und nichts bei Ihnen funktioniert hat. Dabei ist es egal, ob Sie ein Hollywoodstar, ein Lehrer oder eine Mutter von drei Kindern sind. Ich habe all die zahllosen Gründe erkannt, warum Diäten nicht klappen, habe mir jeden einzelnen vorgeknöpft und Lösungen angeboten. Ich habe Ihnen gezeigt, wie Sie schnell und einfach Gewicht verlieren können, ohne Ihre Gesundheit opfern oder Ihr restliches Leben auf Eis legen zu müssen.

Dieses Buch enthält alle Antworten, die Sie für eine gesündere – und glücklichere – Zukunft brauchen. Und es gibt keinen besseren Augenblick als jetzt sofort, um mit der Änderung Ihres Lebens anzufangen!

Hier ist er also: der einfachste, sicherste und unmittelbarste Weg zum Gewichtsverlust, den es je gab. Und diese Pfunde werden Sie nicht wieder zunehmen. Dieses Programm wird Ihnen beibringen, wie Sie rasch viel Gewicht verlieren und – was genauso wichtig ist – wie Sie Ihr niedrigeres Gewicht halten. Sie werden erstaunt sein, wie schnell Ihr Körper sich verändern wird; und ganz bestimmt werden Sie nicht der Einzige sein, der das bemerkt!

1.) A. McTiernan et al., „Self-monitoring and eating-related behaviors are associated with 12-month weight loss among postmenopausal overweight-to-obese women in a dietary weight loss intervention", Journal of the Academy of Nutrition and Dietetics (September 2012). Elektronische Veröffentlichung Juli 2012.

Anhang A

Glossar der Smoothie-Zutaten und ihrer Vorzüge

Äpfel und Birnen

Fördern den Gewichtsverlust: Eine brasilianische Studie zeigte, dass Frauen, die drei Äpfel oder Birnen pro Tag aßen, im Rahmen einer Diät mehr abnahmen als Frauen, die während der Diät kein Obst aßen. Einer anderen neuen Untersuchung zufolge könnte eine Substanz, die in Apfelschalen enthalten ist, auch vor Fettleibigkeit schützen.[1]

Stärken das Immunsystem: Rote Äpfel enthalten ein starkes Antioxidans, Quercetin genannt. Laut vor Kurzem durchgeführten Studien kann Quercetin helfen, das Immunsystem zu stärken, vor allem wenn Sie gestresst sind. Quercetin ist auch in Weintrauben enthalten.

Schützen die Knochen: Französische Forscher haben erkannt, dass ein Flavonoid (eine Art Antioxidans) namens Phlorizin, das ebenfalls in Äpfeln vorkommt, Frauen nach der Menopause vor Osteoporose schützen und die Knochendichte vergrößern kann.[2] Bor, ein weiterer Inhaltsstoff von Äpfeln, stärkt ebenfalls die Knochen.

Avocados

Gut für die Haut: Avocados sind die Feuchtigkeitscreme von Mutter Natur. Mit ihren gesunden Fetten und Phytochemikalien können Avocados helfen, Falten zu vermeiden, indem sie die Haut feucht, weich und geschmeidig halten.

Für gesunde Augen: Avocados enthalten mehr des Carotinoids Lutein als irgendeine andere Frucht, die üblicherweise konsumiert wird. Lutein schützt vor Makuladegeneration und grauem Star, zwei altersbedingten Augenkrankheiten, die zu einer Behinderung führen können.

Verbessern die Nährstoffaufnahme: Avocados enthalten das Antioxidans Vitamin E, essenzielle Fettsäuren, die Cholesterin senkende Ölsäure sowie Kalium und Folsäure, die das Herz schützen. Doch Forscher haben herausgefunden, dass Avocados nicht nur sehr reich an Nährstoffen sind, sondern auch die **Nährstoffaufnahme** des Körpers insgesamt verbessern. In einer Studie nahmen die Teilnehmer, wenn sie einen Salat mit Avocados gegessen hatten, fünfmal so viele Carotinoide (eine Nährstoffgruppe, zu der auch Lycopen und Betacarotin gehören) auf wie jene Personen, deren Salat keine Avocados enthielt.[3]

Beeren

Bauen überflüssiges Bauchfett ab: Eine Studie des Herz-Kreislauf-Zentrums der Universität Michigan deutet darauf hin, dass Heidelbeeren helfen können, Bauchfett sowie Risikofaktoren für Herz-Kreislauf-Erkrankungen und das metabolische Syndrom zu reduzieren.[4]

Halten jung: Einer Untersuchung der Tufts University zufolge sind Heidelbeeren das natürliche Lebensmittel, welches am besten Alterserscheinungen vorbeugt.[5] Das darin enthaltene Antioxidans kann oxidativen Schädigungen vorbeugen – ein Vorgang, der Ihre Zellen beeinträchtigt und Sie altern lässt.

Verbessern das Sehvermögen: Die antioxidativen Eigenschaften der Heidelbeeren können altersbedingte Augenprobleme wie Makuladegeneration und grauen Star vermeiden oder hinauszögern.

Chia-Samen

Fördern den Gewichtsverlust: Die in Chia-Samen enthaltenen essenziellen Fettsäuren – die Überlebensnahrung der aztekischen Krieger – helfen, den Stoffwechsel zu beschleunigen, und fördern die Entwicklung schlanker Muskelmasse. Sie enthalten sogar mehr Omega-3-Fettsäuren als Lachs und sind außerdem reich an Kalzium.

Die Wahl des
richtigen Eiweißpulvers

Bevor Sie Eiweißpulver kaufen, sollten Sie erst einmal die Etiketten studieren. Jede Portion – die ungefähr 15 bis 20 Gramm wiegt – sollte weniger als zwei Gramm Fett und zwei Gramm Zucker enthalten. Solange mindestens 90 Prozent der Kalorien aus Eiweiß stammen, ist alles in Ordnung. Doch welche Art Eiweißpulver sollten Sie kaufen? Die Auswahl kann in der Tat verwirrend sein. Hier sind meine Favoriten, doch Sie können experimentieren und probieren, welches Produkt für Sie am besten ist. Ich bevorzuge „instant protein" von „Shaklee".

- Naturreis
- Milch (Molke oder Kasein)
- Eiweiß (Albumin)
- Erbse
- Soja (nicht genetisch verändert)

Verbessern die Verdauung: Chia-Samen enthalten darüber hinaus viele Ballaststoffe und können Ihre Ernährung anreichern, ohne zu viele Kalorien zu haben. Sie unterstützen die Beförderung der Nahrung durch den Darm, was von entscheidender Bedeutung ist, wenn Sie abnehmen wollen.

Eiweißpulver

Bildet gesunde Muskeln und Knochen: Eiweiß ist ein wichtiger Bestandteil jeder Mahlzeit, denn ohne es verfügt Ihr Körper nicht über die nötigen Ressourcen, um sich selbst zu reparieren. Im Gegensatz zu Kohlenhydraten oder Fetten kann Eiweiß nicht im Körper eingelagert werden und muss deshalb häufig gegessen werden. Es versorgt Ihren Körper mit den essenziellen Aminosäuren, die er braucht, um Nägel, Haare und Muskeln zu bilden.

Hilft, die Ausdauer zu steigern: Molkeneiweiß wird schnell vom Körper aufgenommen und kann das Durchhaltevermögen bei sportlichen Aktivitäten verbessern; aus diesem Grund sind Proteindrinks bei Profisportlern so beliebt. Molkeneiweiß regt auch die Freisetzung von Serotonin an, einem Hormon, das Gelassenheit und Ausgeglichenheit fördert.

Fördert den Gewichtsverlust: Der Körper verbraucht bei der Verdauung von Eiweiß mehr Energie als bei der Verdauung irgendeiner anderen Nahrung. Deshalb kann Eiweiß Ihren Stoffwechsel beschleunigen und beim Abnehmen helfen, wenn Sie viel davon zu sich nehmen. Molkeneiweiß kann auch dazu beitragen, die Aufnahme von Glukose in den Blutkreislauf zu verlangsamen.

Griechischer Naturjoghurt, fettfrei

Fördert den Gewichtsverlust: Es mehren sich die Hinweise darauf, dass eine Ernährung, die viel Kalzium aus Milchprodukten enthält, einen Gewichtsverlust unterstützen kann. Eine Studie, die im „International Journal of Obesity" veröffentlicht wurde, hat gezeigt, dass Personen, die im Rahmen einer Diät kalziumreichen Joghurt aßen, 81 Prozent mehr Bauchfett verloren als Diäthalter mit einer kalziumarmen Ernährung. Eine Untersuchung der University of Tennessee zeigte, dass Menschen, die im Rahmen einer Diät drei Portionen Joghurt pro Tag aßen, 22 Prozent mehr Gewicht und 61 Prozent mehr Körperfett verloren als jene, die lediglich weniger Kalorien zu sich nahmen und kein Kalzium in ihren Speiseplan aufnahmen.

Verbessert die Gesundheit der Haare: Griechischer Joghurt enthält eine beträchtliche Menge an Eiweiß, das für die Gesundheit der Haare wichtig ist. Wenn Sie Vegetarier sind oder gerade versuchen, weniger

Fleisch zu essen, kann Ihnen eine Portion griechischer Joghurt dieselben Eiweißvorteile liefern wie eine Portion Fleisch. Das Nachrichtenmagazin „U.S. News & World Report" fand heraus, dass 170 Gramm griechischer Joghurt ungefähr ebenso viel Eiweiß enthalten wie 55 bis 85 Gramm mageres Fleisch – nämlich ungefähr 15 bis 20 Gramm. (Wie demselben Artikel zu entnehmen war, enthält eine entsprechende Portion normalen Naturjoghurts lediglich neun Gramm Eiweiß, sodass Sie früher wieder Hunger bekommen.)[6]

Ist eine hervorragende Alternative zu normalem Joghurt: Griechischer Joghurt ist seinem konventionellen Gegenstück nicht nur hinsichtlich des Eiweißes überlegen. Er enthält auch weniger Laktose und Zucker, hat eine festere Konsistenz und nur *halb* so viele Kohlenhydrate (fünf bis acht Gramm pro Portion gegenüber 13 bis 17 Gramm bei normalem Joghurt) – und all das bei ungefähr dem gleichen Kaloriengehalt.

Limetten

Wirken Verstopfung entgegen: Der – wie bei allen Zitrusfrüchten – hohe Säuregehalt der Limetten kann eine leicht abführende Wirkung haben und helfen, den Darm zu reinigen. Doch im Gegensatz zu vielen anderen Zitrusfrüchten enthalten Limetten sehr wenige Kalorien – und bieten einen tollen Geschmack.

Bekämpfen Krankheiten: Limetten enthalten deutlich mehr Vitamin C als Zitronen. Das bedeutet, dass sie eine höhere Konzentration dieses essenziellen Antioxidans haben, das den Schäden durch freie Radikale und einer ganzen Bandbreite an Erkrankungen entgegenwirkt – von Herzkrankheiten bis hin zu Krebs.

Mandeln

Unterstützen den Gewichtsverlust: Forscher haben herausgefunden, dass Menschen, die viele Mandeln essen, mehr abnehmen als jene Menschen, die eine kohlenhydratreiche Kost mit derselben

Kalorienmenge essen. In einer Studie, die über 24 Wochen lief und im „International Journal of Obesity" veröffentlicht wurde, wurde gezeigt, dass eine kalorienarme Ernährung, die durch Mandeln ergänzt wurde, den Gewichtsverlust förderte.[7] Im Vergleich zu komplexen Kohlenhydraten wird eine kalorienarme Ernährung, die durch Mandeln ergänzt wird, mit einer um 62 Prozent gesteigerten Gewichtsabnahme oder BMI-Reduktion in Verbindung gebracht, einer um 50 Prozent größeren Abnahme des Taillenumfangs und einem um 56 Prozent gesteigerten Verlust an Körperfett. Experten glauben, dass die für das Herz gesunden, einfach ungesättigten Fettsäuren in Mandeln helfen, den Appetit zu stillen, und so verhindern, dass zu viel gegessen wird. Wissenschaftler am King's College in London fanden heraus, dass Mandeln anscheinend helfen, die Aufnahme der Kohlenhydrate und der eigenen Fette zu stoppen und sowohl bei Frauen als auch bei Männern das Hungergefühl zu stillen.

Verbessern die Gedächtnisleistung: Als ob noch mehr Gründe nötig wären, um Mandeln zu empfehlen, enthalten sie auch noch Phenylalanin – eine Aminosäure, welche die Leistung des Gehirns und eine gesunde Entwicklung unserer Wahrnehmungsfähigkeiten unterstützt.

Orangen

Schützen das Immunsystem: Orangen sind reich an Vitamin C, einem wichtigen Antioxidans, das helfen kann, uns vor Immundefizienz, Herz-Kreislauf-Erkrankungen, pränatalen Gesundheitsproblemen, Augenkrankheiten und sogar vor Faltenbildung der Haut zu schützen. Vitamin C kann helfen, bei Krebs den durch freie Radikale entstandenen Schäden entgegenzuwirken.

Senken den Blutdruck: Tierversuche haben gezeigt, dass ein sekundärer Pflanzenwirkstoff in Orangen, das Hesperidin, sowohl hohen Blutdruck als auch den Cholesterinspiegel senken kann. Doch dieser wichtige Bestandteil ist lediglich in der Schale und der weißen, inneren Schicht zu finden, sodass er beim Entsaften verloren geht, *nicht* aber beim Mixen.

Spinat

Bietet hervorragende Kalorieneffizienz: Erinnern Sie sich daran, dass ich erwähnte, unser Ziel sei es, zu erreichen, dass jede Kalorie zählt? Nun, Spinat (und anderes grünes Blattgemüse wie Grünkohl) gehört hinsichtlich der Kalorien zu den effizientesten Nahrungsmitteln, die Sie essen können. Spinat enthält eine ganze Bandbreite entzündungshemmender und antioxidativ wirkender Stoffe, die alles bekämpfen können – von Osteoporose bis hin zu Krebs. Und das bei lediglich sieben Kalorien pro Tasse!

Unterstützt die Verdauung: Eine einzige Tasse Spinat enthält fast 20 Prozent des empfohlenen Tagesbedarfs an Ballaststoffen. Spinat kann also dafür sorgen, dass die Nahrung durch Ihren Darm wandert, Verstopfung entgegenwirken und Ihren Blutzuckerspiegel stabil halten.

Wirkt der Alterung entgegen: Spinat ist reich an Vitamin A, das eine gesunde Haut fördert, indem es der Epidermis ermöglicht, Feuchtigkeit zu halten. So können wiederum Schuppenflechte, Akne, Falten und andere Hauterscheinungen bekämpft werden. Der hohe Eisen- und Folsäuregehalt des Spinats unterstützt das Immunsystem, verbessert die Sehkraft, verlangsamt den Alterungsprozess, fördert die Gesundheit des Herzens und verbessert die Blutzirkulation – all das kann dazu beitragen, dass Sie jünger aussehen und sich auch so fühlen.

Kräftigt die Knochen: Der hohe Vitamin-K-Gehalt des Spinats hilft, Ihre Knochen stark zu halten, insbesondere wenn Sie älter werden. Vitamin K ist darüber hinaus für ein gesundes Nervensystem wichtig. Im Grunde gilt: Wenn bei Ihrem Körper etwas getan werden muss, ist Spinat genau das Richtige.

Zimt

Senkt den Blutzuckerspiegel: Studien haben gezeigt, dass der allmächtige Zimt bei Menschen mit Diabetes helfen kann, den Blutzuckerspiegel zu senken. Außerdem kann er Insulinresistenz vermeiden, die beim Rest der Bevölkerung zu Diabetes und zahlreichen anderen gesundheitlichen Problemen führt. Bei einer kohlenhydratreichen Ernährung kann Zimt sogar den Einfluss der Kohlenhydrate auf Ihren Blutzucker mindern. Er gehört zu den besten Zutaten für die Regulierung des Stoffwechsels, die es überhaupt gibt.

Stärkt die kognitiven Funktionen: Zimt kann helfen, Komplikationen bei traumatischen Gehirnverletzungen und Schlaganfällen entgegenzuwirken, die zu einer eingeschränkten Blutversorgung des Gehirns führen; dies ergab eine Untersuchung des US-amerikanischen Landwirtschaftsministeriums.[8] Und Alzheimer-Forscher arbeiten aktuell daran, die Funktion des Zimts bei der Reduktion der Bildung von Eiweißen zu erforschen, welche mit dieser verheerenden Hirnkrankheit in Verbindung stehen.

1.) S. D. Kunkel et al., „Ursolic acid increases skeletal muscle and brown fat and decreases diet-induced obesity, glucose intolerance and fatty liver disease", PLoS ONE (2012), doi: 10.1371/journal.pone.0039332.

2.) C. Puel et al., „Prevention of bone loss by phloridzin, an apple polyphenol, in ovariectomized rats under inflammation conditions", Calcified Tissue International 77, Nr. 5 (November 2005): 311–18. Elektronische Veröffentlichung am 16. November 2005.

3.) Nuray Unlu et al., „Carotenoid absorption from salad and salsa by humans is enhanced by the addition of avocado or avocado oil", Journal of Nutrition 135, Nr. 3 (1. März 2005): 431–36.

4.) Rosalie Marion Bliss, „Nutrition and brain function: Food for the aging mind", Agricultural Research 55, Nr. 7 (August 2007).

5.) University of Michigan (20. April 2009). „Blueberries May Help Reduce Belly Fat, Diabetes Risk", ScienceDaily. Aktualisiert am 7. Januar 2013, from http://www.sciencedaily.com/releases/2009/04/090419170112.htm.

6.) Angela Haupt und Kurtis Hiatt, „Greek Yogurt vs. Regular Yogurt: Which Is More Healthful?", U.S. News & World Report, 30. September 2011.

7.) S. E. Berry et al., „Manipulation of lipid bioaccessibility of almond seeds influences postprandial lipemia in healthy human subjects", American Journal of Clinical Nutrition 88, Nr. 4 (Oktober 2008): 922–29.

8.) Rosalie Marion Bliss, „Researchers study effect of cinnamon compounds on brain cells", USDA Agricultural Research Service, 9. November 2009.

Anhang B

K-Snacks

Denken Sie daran: Diese Snacks sollten knusprig sein und eine Eiweißquelle enthalten. Darüber hinaus sollten sie alle ungefähr 150 Kalorien haben und mindestens fünf Gramm Ballaststoffe enthalten, fünf Gramm Eiweiß und *weniger als* zehn Gramm Zucker. Fühlen Sie sich frei, selbst auszuprobieren und zu kombinieren. Nachfolgend finden Sie einige Ideen für vollständige Snacks und überzeugende Kombinationen.

Vollständige Snacks

Mit Heißluft produziertes Popcorn

Geröstete Sojabohnen

Gefriergetrocknete Erbsen

Kombinierte Snacks

²/₃ Tasse Himbeeren + 230 g fettfreier griechischer Joghurt

170 Kalorien, 23 g Eiweiß, 6 g Ballaststoffe

4 Scheiben Knäckebrot + 2 Scheiben fettfreier Käse

170 Kalorien, 18 g Eiweiß, 5 g Ballaststoffe

½ Tasse fettfreier Hüttenkäse + ½ Tasse Müsli + ¼ Tasse Heidelbeeren

160 Kalorien, 15 g Eiweiß, 15 g Ballaststoffe

85 g fettfreier griechischer Joghurt + ⅓ Esslöffel Erdnussbutter
+ 1 Apfel

160 Kalorien, 10 g Eiweiß, 6 g Ballaststoffe

3 Scheiben Putenbrust + 3 Scheiben Knäckebrot + 1 Esslöffel Senf

153 Kalorien, 14 g Eiweiß, 5 g Ballaststoffe

1 große Kaiserbirne + 1 fettarmes Käsestäbchen

170 Kalorien, 9 g Eiweiß, 4 g Ballaststoffe

¾ Tasse Edamame

143 Kalorien, 13 g Eiweiß, 6 g Ballaststoffe

85 g mageres Roastbeef + 1½ rote Paprikaschoten

155 Kalorien, 19 g Eiweiß, 5 g Ballaststoffe

1 großer Latte mit fettfreier Milch (Starbucks) + 1 Apfel

154 Kalorien, < 1 g Eiweiß, 2,4 g Ballaststoffe

5 Stangen Sellerie + 1 Esslöffel Erdnussbutter

155 Kalorien, 7 g Eiweiß, 6 g Ballaststoffe

2 Scheiben Vollkorn-Knäckebrot + 3 Esslöffel Hummus

140 Kalorien, 5 g Eiweiß, 6 g Ballaststoffe

1 Apfel + 3 Scheiben Putenbrust

155 Kalorien, 11 g Eiweiß, 5 g Ballaststoffe

1 Birne + 55 g mageres Roastbeef in Scheiben

165 Kalorien, 14 g Eiweiß, 5 g Ballaststoffe

1 Gurke + 85 g Räucherlachs + 1 Tomate

165 Kalorien, 19 g Eiweiß, 4 g Ballaststoffe

3 Scheiben Knäckebrot + 1 Esslöffel Mandelbutter

155 Kalorien, 5 g Eiweiß, 5 g Ballaststoffe

2 Scheiben fettfreier Käse + 3 Scheiben Knäckebrot

140 Kalorien, 11 g Eiweiß, 6 g Ballaststoffe

2 fettarme Schmelzkäseecken + 5 Scheiben Mehrkorn-Knäckebrot

170 Kalorien, 7 g Eiweiß, 5 g Ballaststoffe

Anhang C

Rezepte für E-Mahlzeiten

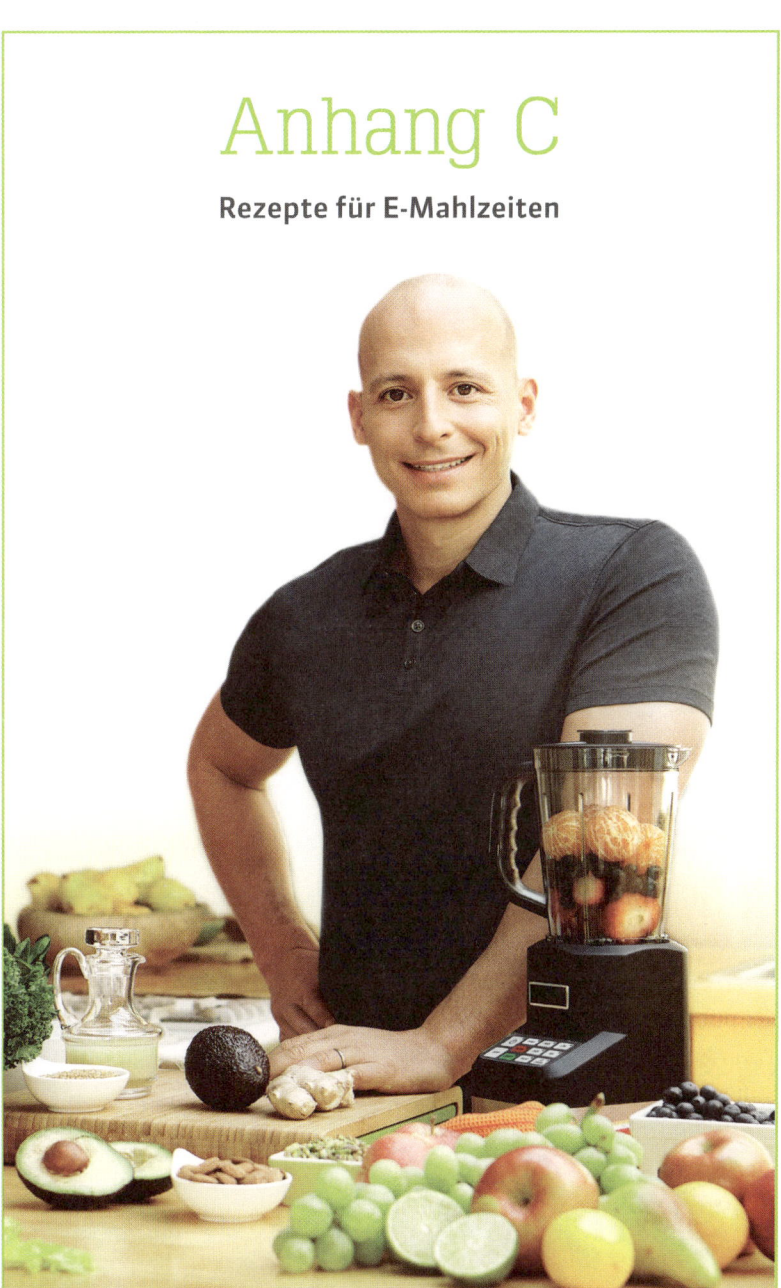

INHALT

Eiergerichte

Sandwichs & Co.

Suppen

Salate

Pfannengerichte

Eiergerichte

Wenn Sie möchten, können Sie nach den ersten 15 Tagen ein Eiweiß durch ein ganzes Ei ersetzen. Aber denken Sie daran: Dadurch wird das Gericht fett- und kalorienreicher.

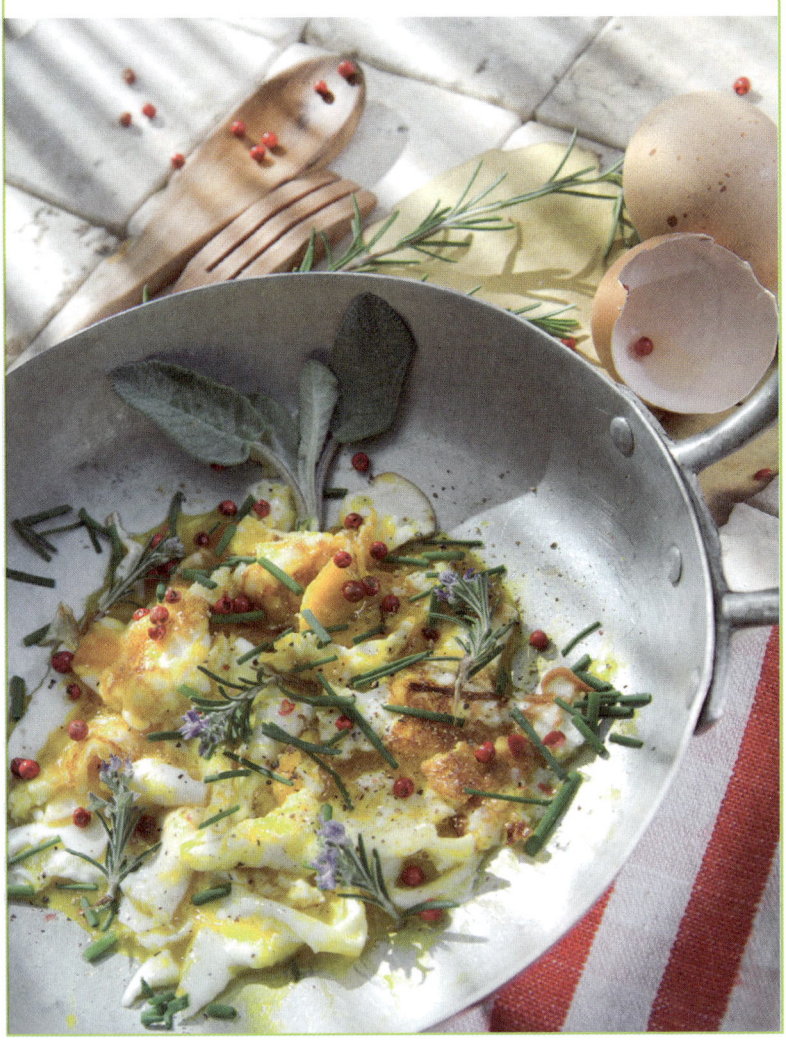

Italienisches Frühstücksrührei

Besonders luftig wird das Rührei, wenn Sie das Eiweiß sehr steif schlagen, bevor Sie es in die Pfanne gießen.

1. Den Backofen vorheizen. Ein Backblech mit Backpapier auslegen. Das Backblech zum Erwärmen in den Backofen schieben.

2. Eine kleine, antihaftbeschichtete Pfanne mit Kochspray einsprühen und bei mittlerer Hitze auf den Herd stellen. In einer kleinen Schale das Eiweiß verquirlen, salzen und pfeffern. Die Eimischung in der heißen Pfanne 30 Sekunden unter Rühren erhitzen. Vom Herd nehmen und die Tomaten unterrühren.

3. Das Backblech aus dem Ofen holen. Die Pita auf das Backblech legen, Spinat, Eimischung und Mozzarella darauf verteilen. Nach Geschmack salzen und pfeffern. Circa 2 Minuten grillen, bis die Eier gestockt sind und die Pita goldbraun ist.

Zutaten (1 Portion)

Kochspray
Eiweiß von 3 Eiern oder 6 Esslöffel flüssiger Ei-Ersatz
Salz und schwarzer Pfeffer
3 Kirschtomaten, halbiert
1 Weizenvollkorn-Pita
1 Tasse junger Spinat
30 g halbfetter Mozzarella, gewürfelt oder in Scheiben geschnitten

Kochtipp:
Den Spinat können Sie problemlos auftürmen – er fällt in sich zusammen.

Kalorien: 320
Fettgehalt: 7 Gramm
Kohlenhydrate: 37 Gramm
Eiweiß: 26 Gramm
Ballaststoffe: 7 Gramm

Harleys einfaches Kartoffel-Paprika-Omelett

Omeletts ganz einfach! Verwenden Sie einen Gummipfannenwender, um das Omelett während des Bratens in der Pfanne zu formen und zu bewegen. Es ist kein umständliches Zusammenklappen erforderlich.

1. Eine kleine, antihaftbeschichtete Pfanne mit Kochspray einsprühen und bei mittlerer Hitze auf den Herd stellen. Kartoffeln, Paprika und Zwiebeln in die Pfanne geben und mit Salz und Pfeffer würzen. Unter häufigem Rühren 8 bis 10 Minuten braten, bis das Gemüse weich und leicht braun geworden ist.

2. Das Eiweiß langsam in die Pfanne gießen, bis es die Gemüsemischung bedeckt. Mit einem Pfannenwender auf das Omelett drücken, damit es flacher wird. 1 Minute braten, bis das Ei gestockt ist. Das Omelett mit dem Pfannenwender einmal zusammenklappen, sodass es nun nur noch eine Hälfte der Pfanne einnimmt. Mit dem Käse bestreuen. Die Pfanne mit dem Deckel zudecken und 30 Sekunden warten, bis der Käse geschmolzen ist. Währenddessen das Brot toasten.

3. Das Omelett auf eine Servierplatte gleiten lassen. Nach Geschmack salzen und pfeffern. Das Omelett mit dem Toast servieren.

Zutaten (1 Portion)

Kochspray
1 Kartoffel, ungeschält, halbiert und in dünne Scheiben geschnitten
½ rote Paprikaschote, in dünne Scheiben geschnitten
½ kleine Zwiebel, in dünne Scheiben geschnitten
Salz und schwarzer Pfeffer
Eiweiß von 5 Eiern oder 10 Esslöffel flüssiger Ei-Ersatz
1 Esslöffel geriebener Cheddarkäse
1 Scheibe ballaststoffreiches Weizenvollkornbrot

Extratipp:
Schälen Sie die Kartoffel nicht, sie hat dann mehr Geschmack. Achten Sie allerdings darauf, eine festkochende, kleine Kartoffelsorte zu wählen, nicht eine mehlige, große.

Kalorien: 355
Fettgehalt: 5 Gramm
Kohlenhydrate: 57 Gramm
Eiweiß: 29 Gramm
Ballaststoffe: 12 Gramm

Frischkäse-Rührei mit Kräutern

Dieses cremige Rührei ist im Handumdrehen fertig
und eignet sich deshalb auch perfekt als Frühstück unter der Woche.

1. In einer kleinen Schale Frischkäse, Dill und Schnittlauch gut miteinander verrühren. Ein wenig salzen. Beiseitestellen.

2. Eine kleine Pfanne mit Kochspray einsprühen und bei mittlerer Hitze auf den Herd stellen. In einer kleinen Schüssel das Eiweiß mit Salz und Pfeffer verquirlen. Die Eimischung in der heißen Pfanne unter ständigem Rühren braten, bis sie fast gestockt ist. Währenddessen das Brot toasten.

3. Das Rührei vom Herd nehmen. Die Frischkäsecreme und den Lachs unterheben. Mit dem Toast servieren.

Zutaten (1 Portion)

30 g fettreduzierter
Frischkäse,
zimmerwarm
1 Esslöffel gehackter
frischer Dill
1 Esslöffel gehackter
frischer Schnittlauch
Kochspray
Salz
Eiweiß von 4 Eiern
oder 8 Esslöffel
flüssiger Ei-Ersatz
Schwarzer Pfeffer
2 Scheiben ballast-
stoffreiches Weizen-
vollkornbrot
55 g Räucherlachs,
in dünne Scheiben
geschnitten

Extratipp:
Räucherlachs hat einen solch
intensiven Geschmack, dass Sie
nur eine kleine Menge davon
brauchen!

Kalorien: 300
Fettgehalt: 9 Gramm
Kohlenhydrate: 32 Gramm
Eiweiß: 33 Gramm
Ballaststoffe: 14 Gramm

Süßkartoffelhaschee mit Schnittlauch

Herzhaft, gesund, gemütlich – ein perfektes Frühstück bei Winterwetter!

1. In einer flachen Mikrowellenschale die Süß-kartoffelstückchen mit wenig Wasser knapp bedecken. Die Schale abdecken und bei hoher Leistung in der Mikrowelle etwa 4 Minuten garen, bis die Süßkartoffeln gar sind.

2. Eine große, antihaftbeschichtete Pfanne mit Kochspray einsprühen und bei mittlerer Hitze auf den Herd stellen. Zwiebeln, Paprika und Süßkartoffeln in die Pfanne füllen. Mit Salz und Pfeffer würzen und unter ständigem Rühren circa 5 Minuten anbraten, bis alles gar ist. Die Hitzezufuhr erhöhen und weitere 5 Minuten braten, bis alles knusprig ist. Das Haschee auf eine Servierplatte füllen und bedecken, um es warm zu halten.

3. In einer Schüssel das Eiweiß verquirlen. Das Eiweiß in die heiße Pfanne gießen und auf mittlere Hitze zurückschalten. So lange anbraten, bis die gewünschte Konsistenz erreicht ist. Das Rührei auf das Haschee löffeln. Nach Geschmack mit Salz, Pfeffer und Paprikapulver würzen. Mit dem Schnittlauch garnieren.

Zutaten (1 Portion)

1 Süßkartoffel, geschält und fein gehackt
Kochspray
1 kleine Zwiebel, gehackt
1 rote Paprikaschote, fein gehackt
Salz und schwarzer Pfeffer
Eiweiß von 4 Eiern oder 8 Esslöffel flüssiger Ei-Ersatz
½ Teelöffel Paprikapulver
Frischer Schnittlauch, zum Garnieren

Kochtipp:
Damit die Garzeit möglichst kurz ist, sollten Sie die Kartoffel und die Paprikaschote in möglichst kleine Würfel schneiden.

Kalorien: 340
Fettgehalt: 3 Gramm
Kohlenhydrate: 60 Gramm
Eiweiß: 23 Gramm
Ballaststoffe: 12 Gramm

Harleys herzhafter Eier-Toast

Ein schnelles Gericht, das durch die Verwendung von Vollkornbrötchen und Eiweiß gesünder und durch Pilze noch köstlicher wird.

1. Eine kleine, antihaftbeschichtete Pfanne mit Kochspray einsprühen und bei niedriger bis mittlerer Hitze auf den Herd stellen. Die Frühlingszwiebeln oder Zwiebeln sowie die Pilze unter häufigem Rühren anbraten, bis die Pilze ihre Flüssigkeit abgeben und weich sind. Nach Geschmack mit Salz, Pfeffer und Thymian würzen. Die Mischung in eine Schüssel füllen.

2. Dieselbe Pfanne nochmals mit Kochspray einsprühen und bei mittlerer Hitze auf den Herd stellen. In einer Schale das Eiweiß verquirlen. In der heißen Pfanne so lange braten, bis es gestockt ist. Währenddessen das Brötchen toasten.

3. Auf einer Servierplatte die Brötchenhälften jeweils mit der Hälfte des Rühreis und der Pilzmischung belegen. Mit Käse bestreuen und kurz mit Folie bedecken, bis der Käse geschmolzen ist.

Zutaten (1 Portion)

Kochspray
2 Esslöffel gehackte Frühlingszwiebeln oder Zwiebeln
5 weiße Champignons, in Scheiben geschnitten
Salz und schwarzer Pfeffer
Gehackter frischer Thymian
Eiweiß von 4 Eiern oder 8 Esslöffel flüssiger Ei-Ersatz
1 Weizenvollkorn-Toastbrötchen
2 Esslöffel (15 g) geriebener Cheddarkäse
Kochspray

Kochtipp:
Frischer Thymian passt hervorragend zu Pilzen, doch wenn Sie keinen bekommen, ist das Gericht auch ohne Thymian sehr lecker.

Kalorien: 290
Fettgehalt: 7 Gramm
Kohlenhydrate: 35 Gramm
Eiweiß: 28 Gramm
Ballaststoffe: 7 Gramm

Frühstücks-Burrito I

1. Eiweiß, Zwiebelpulver, Taco-Würzmischung und Ricotta verrühren, mit Salz und Pfeffer würzen. Tomaten unterheben. Eine mittelgroße, antihaftbeschichtete Pfanne mit Kochspray einsprühen und bei mittlerer Hitze auf den Herd stellen. Die Eiweißmischung hineingießen und unter Rühren erhitzen, bis das Eiweiß stockt. Beiseitestellen.

2. Jede Tortilla auf hoher Stufe in der Mikrowelle 20 Sekunden erhitzen, dann auf ein Schneidbrett legen. Rührei und Spinat auf die Tortillas geben und diese eng zu Burritos aufrollen.

3. Auf einem Schneidbrett jeden Burrito halbieren. Heiß servieren.

Zutaten (2 Portionen)

Eiweiß von 2 Eiern oder ¼ Tasse flüssiger Ei-Ersatz
1 Teelöffel Zwiebelpulver
2 Teelöffel Taco-Würzmischung
1 Tasse fettfreier Ricotta
Salz und grob gemahlener schwarzer Pfeffer
4 Tassen gewürfelte Tomaten
Kochspray
4 Vollkorn- oder Weizenvollkorn-Tortillas
8 Tassen Spinatblätter

Kalorien: 374
Fettgehalt: 4 Gramm
Kohlenhydrate: 56 Gramm
Eiweiß: 34 Gramm
Ballaststoffe: 11 Gramm

Frühstücks-Burrito II

In Los Angeles habe ich mexikanische Speisen lieben gelernt.
Hier kommt meine gesunde Variante eines Eier-Burritos.

1. Eine mittelgroße, antihaftbeschichtete Pfanne mit Kochspray einsprühen und bei mittlerer Hitze auf den Herd stellen. Das Eiweiß hineingießen, nach Geschmack salzen und pfeffern und unter häufigem Rühren 1½ Minuten braten oder bis das Eiweiß gestockt ist. Beiseitestellen.

2. Jede Tortilla auf hoher Stufe in der Mikrowelle 15 Sekunden erhitzen. Das Bohnenmus auf den Tortillas verteilen und die Rühreier über die Bohnen löffeln. Den Käse auf die Eier und Bohnen streuen und die Tortillas fest zu Burritos aufrollen.

3. Jeden Burrito halbieren. Die Salsa über die Burritos löffeln oder separat servieren.

Zutaten (2 Portionen)

Kochspray
Eiweiß von 16 Eiern
oder 2 Tassen
flüssiger Ei-Ersatz
Salz und
schwarzer Pfeffer
2 große Vollkorn-
oder Weizenvoll-
korn-Tortillas
1¼ Tassen
Bohnenmus
¼ Tasse (30 g)
geriebener
fettfreier
Cheddarkäse
2 Tassen milde oder
scharfe Salsa

Kalorien: 465
Fettgehalt: 3 Gramm
Kohlenhydrate: 62 Gramm
Eiweiß: 46 Gramm
Ballaststoffe: 15 Gramm

Gebratene Süßkartoffeln mit Eiern

Wie ein typisches Frühstück im Imbiss – nur gesünder!

1. Die Süßkartoffeln in der Mikrowelle auf hoher Stufe 3 Minuten garen. Etwas abkühlen lassen, dann schälen und fein hacken.

2. Eine große, antihaftbeschichtete Pfanne mit Kochspray einsprühen und bei mittlerer Hitze auf den Herd stellen. Die Zwiebeln unter häufigem Rühren 1 Minute anbraten, dann die fein gehackten Paprikaschoten und Süßkartoffeln hinzufügen. Mit Paprikapulver, Knoblauchpulver und Paprikaflocken würzen, umrühren und beiseitestellen.

3. Eine antihaftbeschichtete Pfanne mit Kochspray einsprühen und bei mittlerer Hitze auf den Herd stellen. Das Eiweiß unter häufigem Rühren anbraten. Den Käse hinzufügen. Zusammen mit den Bratkartoffeln auf die Teller füllen und nach Geschmack salzen und pfeffern.

Zutaten (2 Portionen)

- 560 g Süßkartoffeln
- Kochspray
- ½ Tasse fein gehackte Gemüsezwiebeln
- 2 fein gehackte Paprikaschoten
- 1 Teelöffel Paprikapulver
- 1½ Teelöffel Knoblauchpulver
- 1 Teelöffel rote Paprikaflocken
- Eiweiß von 8 Eiern oder 1 Tasse flüssiger Ei-Ersatz
- 1 Tasse (115 g) geriebener fettfreier Cheddarkäse
- Salz und grob gemahlener schwarzer Pfeffer

Kochtipp:
Sollte es schwierig sein, fettfreien Cheddarkäse zu finden, können Sie ihn durch geriebenen halbfetten Mozzarella ersetzen.

Kalorien: 390
Fettgehalt: 1 Gramm
Kohlenhydrate: 60 Gramm
Eiweiß: 36 Gramm
Ballaststoffe: 8 Gramm

Belegtes Brot mit Schinken und Ei

Möglicherweise das beliebteste Frühstücksrezept,
das ich bislang entwickelt habe.

1. Den Putenschinken auf hoher Stufe in der Mikrowelle 3 bis 4 Minuten garen, bis der Schinken knusprig ist. Zum Abkühlen beiseitestellen.

2. Eine mittelgroße, antihaftbeschichtete Pfanne mit Kochspray einsprühen und bei mittlerer Hitze auf den Herd stellen. Das Eiweiß hineingießen und nach Geschmack mit Salz und Pfeffer würzen. Unter häufigem Rühren 1½ Minuten anbraten oder bis die Eier gestockt sind. Beiseitestellen. Währenddessen das Brot toasten.

3. Die Rühreier auf die Toastscheiben löffeln. Mit Käse, Putenschinken und Tomaten belegen.

Zutaten (2 Portionen)

2 Scheiben
Putenschinken
Kochspray
Eiweiß von 10 Eiern
oder 1¼ Tassen
flüssiger Ei-Ersatz
Salz und schwarzer
Pfeffer
4 Scheiben
Vollkornbrot
½ Tasse (55 g)
geriebener fettfreier
Cheddarkäse
1¼ Tassen
Eiertomaten,
entkernt und fein
gehackt

Kochtipp:
Sollte es schwierig sein, fettfreien Cheddarkäse zu finden, können Sie ihn durch geriebenen halbfetten Mozzarella ersetzen.

Kalorien: 412
Fettgehalt: 6 Gramm
Kohlenhydrate: 56 Gramm
Eiweiß: 36 Gramm
Ballaststoffe: 8 Gramm

Sandwichs & Co.

Die Bestandteile der Sandwichs können alle untereinander aus-
getauscht werden. Die karamellisierten Zwiebeln des Wraps
mit Roastbeef und karamellisierten Zwiebeln würden auch
hervorragend zur Hähnchenbrust des Zaziki-Hähnchen-Fla-
denbrots passen oder zur Putenbrust des Curry-Puten-Birnen-
Sandwichs. Und die Zaziki-Soße des Rezepts Zaziki-Hähnchen-
Fladenbrot wäre auch köstlich zu Putenbrust oder Roastbeef
und so weiter. Sobald Sie die Grundsoßen und -füllungen be-
herrschen, können Sie diese ganz nach Wunsch kombinieren.

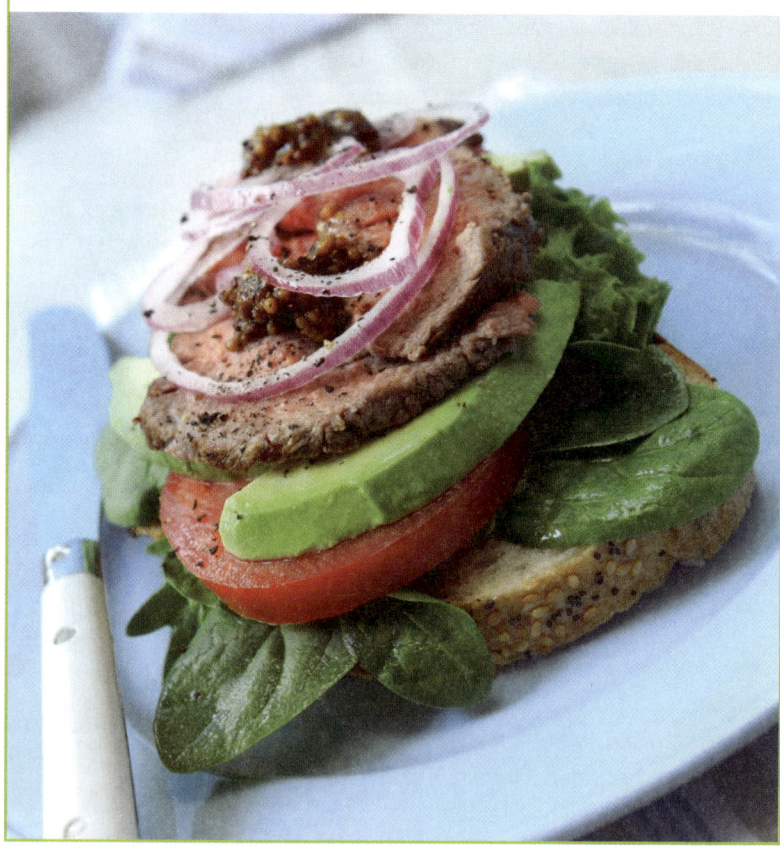

Wrap mit Roastbeef und karamellisierten Zwiebeln

Roastbeef, cremiger Meerrettich, Zwiebel und Brunnenkresse sind eine klassische Geschmackskombination für ein Sandwich.

1. Eine kleine, antihaftbeschichtete Pfanne mit Kochspray einsprühen und bei niedriger bis mittlerer Hitze auf den Herd stellen. Die Zwiebeln in die Pfanne geben. Die Hitze auf niedrige Stufe zurückschalten und 8 Minuten unter häufigem Rühren anbraten, bis die Zwiebeln goldbraun sind.

2. Währenddessen den Backofen auf 180 °C vorheizen und das Fladenbrot erwärmen. In einer kleinen Tasse den Meerrettich mit der Mayonnaise verrühren. Die Meerrettichmischung auf dem warmen Fladenbrot verteilen. Roastbeef, Zwiebeln und Brunnenkresse darauflegen und zu einem Wrap aufrollen.

Zutaten (1 Portion)

Kochspray
1 kleine Zwiebel, in dünne Scheiben geschnitten
1 Weizenvollkorn-Fladenbrot
1 Teelöffel verzehrfertiger Meerrettich
1 Esslöffel fettreduzierte Mayonnaise
85 g Roastbeef, in Scheiben geschnitten
1 Tasse Brunnenkresse, grob gehackt

Extratipp:
Da hier so wenig Öl verwendet wird, ist es wichtig, die Zwiebeln beim Anbraten ständig umzurühren, bis sie weich und goldbraun sind.

Kalorien: 305
Fettgehalt: 7 Gramm
Kohlenhydrate: 38 Gramm
Eiweiß: 27 Gramm
Ballaststoffe: 9 Gramm

Zitronen-Ricotta-Edamame-Crostini

Dieses tolle Gericht ist das perfekte Mittagessen an einem warmen Tag.
Es kann auch als Vorspeise bei Ihrer nächsten Cocktailparty dienen.

1. In einem kleinen Kochtopf Edamame nach Packungsanweisung kochen. In einer kleinen Schüssel Käse, Zitronenschale, Zitronensaft und Petersilie miteinander verrühren. Nach Geschmack mit Salz und Pfeffer würzen.

2. Das Brot toasten und mit der Ricotta-Mischung bestreichen, dann Edamame und Rucola darauf verteilen.

Zutaten (1 Portion)

⅓ Tasse Tiefkühl-Edamame, aufgetaut
55 g halbfetter Ricotta
½ Teelöffel abgeriebene Zitronenschale
½ Teelöffel frischer Zitronensaft
Gehackte Petersilie
Salz und schwarzer Pfeffer
2 Scheiben ballaststoffreiches Weizenvollkornbrot
½ Tasse junger Rucola

Geschmackstipp:
Werfen Sie die Zitronenschale nicht weg – sie verleiht einen noch intensiveren Zitronengeschmack.

Kalorien: 285
Fettgehalt: 9 Gramm
Kohlenhydrate: 37 Gramm
Eiweiß: 23 Gramm
Ballaststoffe: 15 Gramm

Thunfisch-Tortilla-Wrap

Salsa eignet sich nicht nur zum Dippen. Passen Sie die Schärfe Ihrer
Wrap-Füllung an Ihren Geschmack an, indem Sie sich für eine milde,
mittelscharfe oder scharfe Salsa entscheiden.

1. In einer mittelgroßen Schüssel die Salsa mit der Mayonnaise, dem Limettensaft und dem Koriander verrühren. Den Thunfisch untermischen und nach Geschmack mit Salz, Pfeffer und Kreuzkümmel würzen. Die Thunfisch-Mischung auf die Tortillas löffeln. Den Römersalat darauf verteilen. Die Tortillas vorsichtig aufrollen, sodass zwei Wraps entstehen.

Zutaten (2 Portionen)

6 Esslöffel milde oder
mittelscharfe Salsa
2 Esslöffel fettredu-
zierte Mayonnaise
1 Esslöffel frischer
Limettensaft
2 Esslöffel gehackter
frischer Koriander
1 Dose (170 g)
Thunfisch, in Wasser
Salz und
schwarzer Pfeffer
Gemahlener
Kreuzkümmel
2 Weizenvollkorn-
Tortillas
1 Tasse in Streifen
geschnittener
Römersalat

Serviertipp:
Im Gegensatz zu unseren
anderen Sandwich-Rezepten
ergibt dieses Rezept zwei Portionen. Stellen Sie also die zweite
Portion für das morgige Mittagessen in den Kühlschrank.

Kalorien: 240
Fettgehalt: 6 Gramm
Kohlenhydrate: 25 Gramm
Eiweiß: 29 Gramm
Ballaststoffe: 14 Gramm

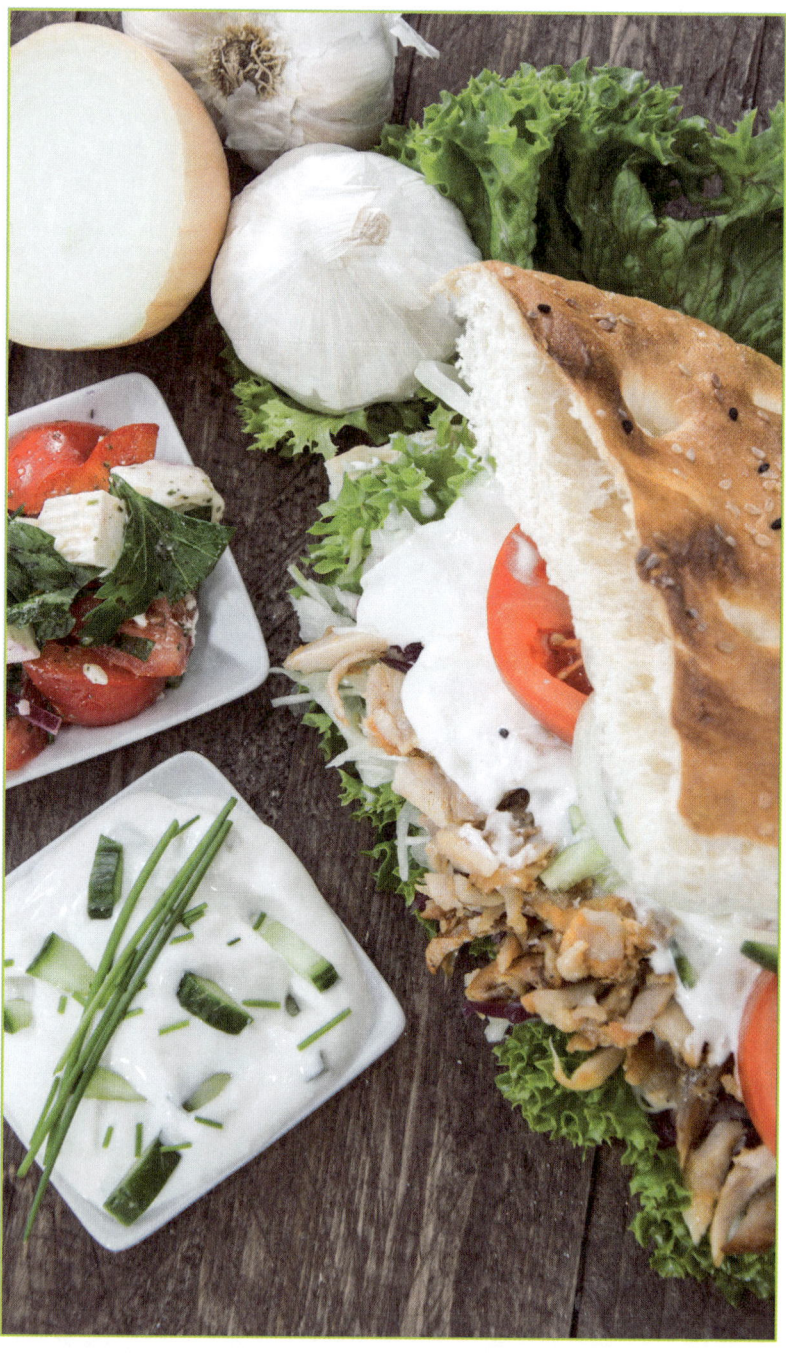

Selbst gemachtes Gyros

Als ich in Toronto aufwuchs, habe ich gerne die griechischen Restaurants der Gegend besucht, um mein geliebtes Gyros zum Mittagessen zu genießen.

1. Den Backofen auf 150 °C vorheizen. In einer kleinen Schale Paprika, Oregano, Salz und Pfeffer verrühren.

2. Mit einem Fleischklopfer die Lendenscheiben flach klopfen, sodass sie nur noch ungefähr 5 mm dick sind. Die Fleischscheiben in eine Backform (33 x 22 cm) legen. Die Paprikamischung darüberstreuen und mit Essig beträufeln, bis das Fleisch feucht ist. 30 Minuten kühl stellen.

3. Eine große, antihaftbeschichtete Pfanne mit Kochspray einsprühen und bei großer Hitze auf den Herd stellen. Das Fleisch 3 Minuten pro Seite anbraten, bis es braun und gar ist.

4. Die Pitas in Folie einwickeln und im Backofen 15 Minuten erwärmen. Zwei Portionen herstellen, indem Fleisch, Zaziki, Zwiebeln und Tomaten auf die warmen Pitas verteilt werden.

Zutaten (2 Portionen)

1 Teelöffel Paprikapulver
½ Teelöffel frischer Oregano oder
¼ Teelöffel getrockneter Oregano
Salz und schwarzer Pfeffer
340 g Schweinelende ohne Knochen, in dünne Scheiben geschnitten
½ Teelöffel Weißweinessig
Kochspray
2 Vollkorn-Pitas
¼ Tasse fertiges Zaziki (siehe Zaziki-Hähnchen-Fladen-brot, Seite 243)
½ Tasse in dünne Scheiben geschnittene rote Zwiebeln
1 Tomate, in dünne Scheiben geschnitten

Kalorien: 370
Fettgehalt: 15 Gramm
Kohlenhydrate: 21 Gramm
Eiweiß: 39 Gramm
Ballaststoffe: 3 Gramm

Curry-Puten-Birnen-Sandwich

Birnen sind ein ballaststoffreicher Snack und eine süße Ergänzung
Ihres Sandwichs.

1. In einer kleinen Schale Joghurt, Salz und Pfeffer nach Geschmack sowie Curry miteinander verruhren. Den Curry-Joghurt auf eine Scheibe Brot streichen. Putenbrust, Birne und Salat auf den Curry-Joghurt legen und mit der zweiten Brotscheibe bedecken.

Zutaten (1 Portion)

15 g fettfreier griechischer Naturjoghurt
Salz und schwarzer Pfeffer
¼ Teelöffel Curry
2 Scheiben ballaststoffreiches Vollkornbrot
85 g Putenbrust in Scheiben
1 Birne, ungeschält und in dünne Scheiben geschnitten
1 Blatt Lollo Rosso oder Römersalat

Alternative:
Birnen haben gerade nicht Saison? Verwenden Sie stattdessen einen Apfel.

Kalorien: 280
Fettgehalt: 3 Gramm
Kohlenhydrate: 50 Gramm
Eiweiß: 20 Gramm
Ballaststoffe: 14 Gramm

Zaziki-Hähnchen-Fladenbrot

Zaziki ist eine griechische oder türkische Gurken-Joghurt-Soße. Hier wird sie für die Zubereitung eines einfachen Sandwichs mit Hähnchensalat verwendet.

1. In einer kleinen Schale Öl, Zitronensaft sowie Salz und Pfeffer nach Geschmack miteinander verrühren. Gurke, Tomate, Hähnchen und Dill unterrühren. Währenddessen den Backofen auf 180 °C vorheizen und das Fladenbrot erwärmen. Den Geflügelsalat auf dem Fladenbrot verteilen. Mit Joghurt bedecken.

Zutaten (1 Portion)

1 Teelöffel natives Olivenöl
2 Teelöffel frischer Zitronensaft
Salz und schwarzer Pfeffer
½ kleine Gurke, halbiert und in sehr dünne Scheiben geschnitten
1 kleine Tomate, gehackt
85 g gekochte Hähnchenbrust ohne Haut und Knochen, in Scheiben geschnitten
1 Esslöffel gehackter frischer Dill
1 Weizenvollkorn-Fladenbrot
30 g fettfreier griechischer Naturjoghurt

Einkaufstipp:
Achten Sie auf die Nährwertinformationen, wenn Sie im Lebensmittelgeschäft ein Fladenbrot aussuchen. Wählen Sie ein Produkt mit einem hohen Ballaststoffgehalt.

Kalorien: 325
Fettgehalt: 10 Gramm
Kohlenhydrate: 25 Gramm
Eiweiß: 39 Gramm
Ballaststoffe: 10 Gramm

Hähnchenbrot mit karamellisierten Zwiebeln

In dünne Scheiben geschnittene Hähnchenbrust ohne Knochen und Haut ist in wenigen Minuten gar. Wenn Sie möchten, können Sie aber auch vorgekochte Hähnchenbrust verwenden.

1. Eine große, antihaftbeschichtete Pfanne mit Kochspray einsprühen und bei niedriger bis mittlerer Hitze auf den Herd stellen. Die Zwiebeln 15 Minuten unter häufigem Rühren garen. Bis zu 2 Esslöffel Wasser hinzufügen und die Hitze reduzieren, wenn die Zwiebeln zu dunkel werden. Essig und Salz nach Geschmack hinzufügen. Unter häufigem Rühren weitere 4 Minuten garen, bis die Zwiebeln goldbraun sind. Dann die Zwiebeln auf einem Teller beiseitestellen.

2. Dieselbe Pfanne noch einmal mit Kochspray einsprühen und bei mittlerer Hitze auf den Herd stellen. Das Hähnchen mit Salz und Pfeffer nach Geschmack würzen und von beiden Seiten jeweils 4 Minuten anbraten, bis es gar ist.

3. Währenddessen die beiden Hälften des Baguettebrötchens toasten. Jede Hälfte mit warmer Hähnchenbrust belegen und jeweils die Hälfte der Zwiebeln darauf verteilen.

Zutaten (2 Portionen)

Kochspray
1 große Zwiebel,
halbiert
und in sehr dünne
Scheiben geschnitten
(etwa 3 Tassen)
1 Esslöffel
Balsamicoessig
Salz und Pfeffer
70 g Hähnchenbrust
ohne Knochen
und Haut,
in dünne Scheiben
geschnitten
2 (20 cm lange)
Vollkornbaguette-
Hälften

Kochtipp:

Wenn Sie in Scheiben geschnittene Zwiebeln bei niedriger Hitze lange garen, karamellisiert der darin enthaltene Zucker und verleiht dieser Sandwich-Zutat Süße.

Kalorien: 480
Fettgehalt: 13 Gramm
Kohlenhydrate: 70 Gramm
Eiweiß: 20 Gramm
Ballaststoffe: 8 Gramm

Griechische Thunfisch-Pita

Griechenlands gemäßigtes Klima führt dazu, dass dort das ganze
Jahr über Tomaten reifen. Sie passen perfekt zu Thunfisch und salzigem
Feta – ein Genuss zu Pitabrot.

1. In einer kleinen Schale den Thunfisch mit dem Öl, Essig, Salz und Pfeffer nach Geschmack verrühren.

2. Auf einem für die Mikrowelle geeigneten Teller die Tomatenscheiben so anordnen, dass sie einander leicht überlappen. Die Thunfischmischung und den Feta über den Tomaten verteilen. In der Mikrowelle auf hoher Stufe 2 Minuten garen beziehungsweise bis der Käse Blasen wirft und der Thunfisch warm genug ist. Oregano darüberstreuen. Heiß mit den Pitastücken servieren.

Zutaten (2 Portionen)

1 Dose (170 g) Thunfisch in Wasser, abgegossen
1 Teelöffel Olivenöl
1 Teelöffel Rotweinessig
Salz und schwarzer Pfeffer
1 große Tomate, in dünne Scheiben geschnitten
¼ Tasse (30 g) fettreduzierter Feta, zerkrümelt
1 Teelöffel gehackter frischer Oregano
2 Vollkorn-Pitas, in Stücke geschnitten

Kalorien: 230
Fettgehalt: 6 Gramm
Kohlenhydrate: 18 Gramm
Eiweiß: 26 Gramm
Ballaststoffe: 3 Gramm

Suppen

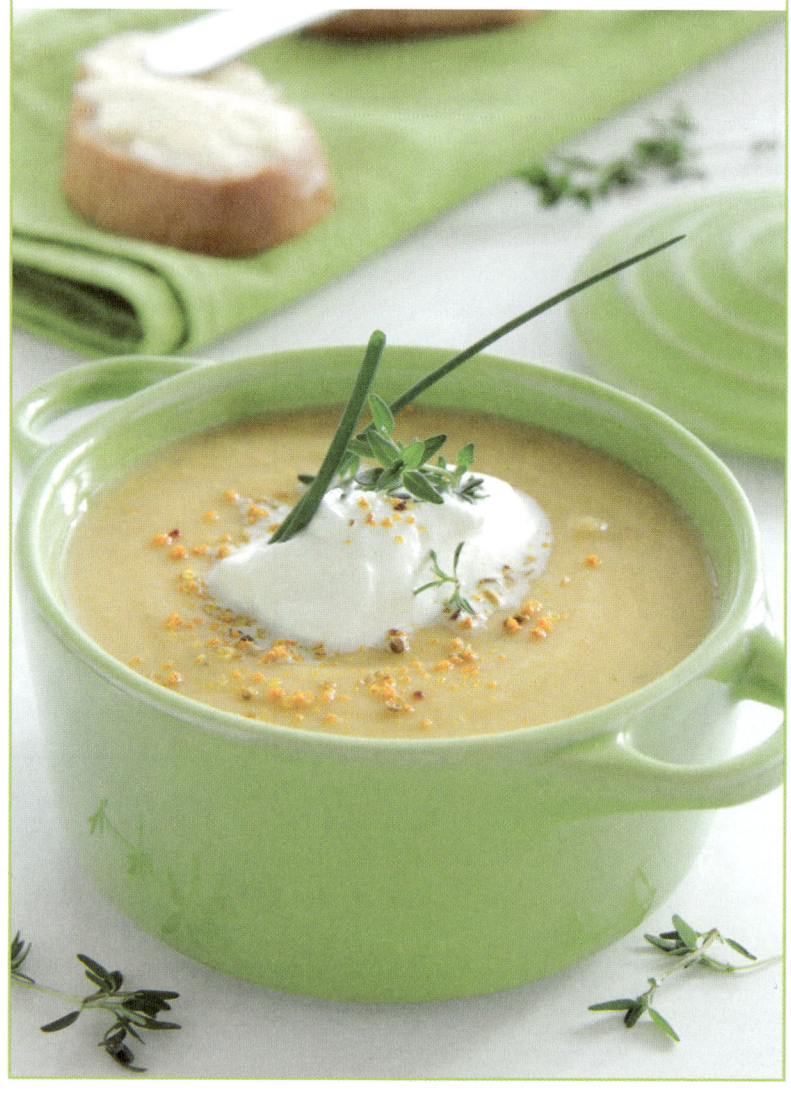

Kürbissuppe „Sonnenuntergang"

Da dieses Rezept zwei Portionen ergibt, können Sie die Hälfte davon aufheben, um sie am nächsten Tag zum Mittagessen auf die Arbeit mitzunehmen.

1. Einen mittelgroßen Kochtopf mit Kochspray einsprühen und bei niedriger bis mittlerer Hitze auf den Herd stellen. Die Zwiebeln darin anbraten und nach Geschmack mit Salz und Pfeffer würzen. 4 Minuten unter häufigem Rühren garen, bis sie weich sind.

2. Kürbis, Tomaten und Thymian hinzufügen. 2 Minuten garen und dabei umrühren, damit die verschiedenen Geschmacksrichtungen sich mischen. Die Hühnerbrühe hinzufügen. Die Hitzezufuhr erhöhen und zum Köcheln bringen. 15 bis 20 Minuten kochen, bis der Kürbis weich ist – dabei gelegentlich umrühren. Bohnen und Spinat hinzufügen und weitere 3 Minuten köcheln oder bis die Suppe warm genug ist. Die einzelnen Portionen der Suppe mit dem Parmesan garnieren.

Zutaten (2 Portionen)

Kochspray
1 kleine Zwiebel, gehackt
Salz und schwarzer Pfeffer
2 Tassen Butternusskürbis (etwa ½ Kürbis), gewürfelt
½ Dose (230 g) gewürfelte Tomaten
1 Prise gehackter frischer oder getrockneter Thymian
2½ Tassen salzarme Hühnerbrühe
1½ Tassen weiße Bohnen aus der Dose, abgespült und abgetropft
2 Tassen junger Spinat
2 Esslöffel geriebener Parmesan, zum Garnieren

Einkaufstipp:
Halten Sie nach bereits geschnittenem Kürbis Ausschau.

Kalorien: 340
Fettgehalt: 3 Gramm
Kohlenhydrate: 68 Gramm
Eiweiß: 44 Gramm
Ballaststoffe: 17 Gramm

Cremige Kürbissuppe mit schwarzen Bohnen

Diese Suppe schmeckt so köstlich, dass Sie kaum glauben werden, dass Bohnen und Kürbis aus der Dose kommen!

1. In einem Mixer Bohnen, Kürbis und Tomaten pürieren.

2. Einen mittelgroßen Kochtopf mit Kochspray einsprühen und bei mittlerer Hitze auf den Herd stellen. Die Zwiebeln 4 Minuten unter häufigem Rühren anbraten, bis sie weich sind. Nach Geschmack mit Salz, Pfeffer und Kreuzkümmel würzen.

3. Das Bohnenpüree und die Hühnerbrühe hinzufügen. Zum Köcheln bringen und 20 Minuten kochen, gelegentlich umrühren. Die Suppe wird dick. Vom Herd nehmen und den Essig hineingießen. Die Suppe mit den Kürbiskernen garnieren.

Zutaten (2 Portionen)

2 Tassen schwarze Bohnen aus der Dose, abgespült und abgetropft
½ Dose (425 g) Kürbis (keine Mischung für Kürbispastete)
½ Tasse gehackte Tomaten (aus der Dose oder frisch)
Kochspray
½ Tasse gehackte Zwiebeln
Salz und schwarzer Pfeffer
Gemahlener Kreuzkümmel
1 Dose (410 g) salzarme Hühnerbrühe
1 Esslöffel Sherry- oder Rotweinessig
1 Esslöffel Kürbiskerne, zum Garnieren

Serviertipp:
Im Kühlschrank können Sie diese Suppe mehrere Tage lang aufbewahren. Beim Aufwärmen müssen Sie möglicherweise etwas Flüssigkeit hinzufügen.

Kalorien: 390
Fettgehalt: 3 Gramm
Kohlenhydrate: 67 Gramm
Eiweiß: 25 Gramm
Ballaststoffe: 16 Gramm

Winterliche Rindersuppe mit Gerste

Für Rindersuppen wird traditionell Gerste verwendet,
doch Sie können diese auch durch anderes Getreide ersetzen.

1. In einem mittelgroßen Topf die Graupen mit dem Wasser verrühren und ein wenig Salz hinzufügen. Bei großer Hitze zum Kochen bringen. Die Hitze auf niedrige Stufe herunterschalten, den Topf abdecken und die Graupen circa 40 Minuten kochen, bis sie weich sind und den Großteil der Flüssigkeit aufgenommen haben. Mit einer Gabel auflockern.

2. Einen anderen mittelgroßen Topf mit Kochspray einsprühen und bei mittlerer Hitze auf den Herd stellen. Zwiebeln und Karotten hinzufügen, nach Geschmack mit Salz and Pfeffer würzen und das Gemüse etwa 3 Minuten braten. Die Hitze auf niedrige Stufe herunterschalten. Pilze und Tomaten hinzufügen und 6 Minuten unter häufigem Rühren kochen beziehungsweise bis die Pilze ihre Flüssigkeit abgegeben haben. Das Fleisch und den Thymian hinzufügen und weitere 30 Sekunden kochen.

3. Die Brühe hinzufügen und die Suppe zum Köcheln bringen. 10 Minuten kochen, sodass sich die verschiedenen Geschmacksrichtungen mischen. Die Graupen unterrühren und kochen, bis alles erwärmt und eingedickt ist. Das Brot toasten und die Suppe mit dem Toast servieren.

Zutaten (2 Portionen)

½ Tasse Gerstengraupen, 1½ Tassen Wasser, Kochspray
½ mittelgroße Zwiebel, gehackt
1 Tasse in Scheiben geschnittene Karotten
Salz und schwarzer Pfeffer
Gehackter frischer Thymian
1½ Tassen in Scheiben geschnittene Pilze (ungefähr 8)
½ Tasse gehackte Tomaten, frisch oder aus der Dose
115 g Rumpsteak, in Scheiben geschnitten
3 Tassen salzarme Hühnerbrühe
2 Scheiben ballaststoffreiches Weizenvollkornbrot

Kochtipp:
Wenn Sie das Rindfleisch anbraten, verleiht dies der Suppe noch mehr Geschmack. Deshalb sollten Sie diesen Schritt nicht auslassen.

Kalorien: 350
Fettgehalt: 5 Gramm
Kohlenhydrate: 56 Gramm
Eiweiß: 27 Gramm
Ballaststoffe: 11 Gramm

Selbst gemachte Hühnersuppe

Suppe selbst zu machen, ist einfach, wenn Sie im Supermarkt ein Grillhähnchen bekommen. Achten Sie darauf, nur das Fleisch zu verwenden, nicht die Haut.

1. Einen mittelgroßen Kochtopf mit Kochspray einsprühen und bei mittlerer Hitze auf den Herd stellen. Karotten und Zwiebeln unter häufigem Rühren 5 Minuten anbraten, bis sie weich sind. Die Brühe hinzufügen. Die Hitzezufuhr steigern und die Brühe zum Köcheln bringen. 15 Minuten kochen, damit die verschiedenen Geschmacksrichtungen sich mischen und die Karotten weich werden.

2. Reis, Hähnchen und Erbsen unterrühren. Erhitzen, bis alles warm genug ist. Währenddessen das Brot toasten. Die einzelnen Portionen mit Dill garnieren. Die Brotscheibe halbieren und mit der Suppe servieren.

Zutaten (2 Portionen)

Kochspray
1 Tasse gehackte Karotten
½ Tasse gehackte Zwiebeln
4 Tassen salzarme Hühnerbrühe
1¼ Tassen gekochter Naturreis
1 Tasse zerkleinerte Hähnchenbrust, gekocht, ohne Haut und Knochen
½ Tasse Tiefkühl-Erbsen, aufgetaut
1 Scheibe ballaststoffreiches Weizenvollkornbrot
2 Esslöffel gehackter frischer Dill, zum Garnieren

Serviertipp:

Mit etwas getoastetem Brot servieren, um die herrliche Brühe aufzusaugen.

Kalorien: 335
Fettgehalt: 4 Gramm
Kohlenhydrate: 46 Gramm
Eiweiß: 26 Gramm
Ballaststoffe: 8 Gramm

Erbsensuppe

Erbsensuppe enthält unglaublich viel Eiweiß und Ballaststoffe.
Sie schmeckt deftig, ist aber trotzdem gut für Ihre Linie.

1. In einem mittelgroßen Topf bei niedriger bis mittlerer Hitze das Öl erwärmen. Karotten, Zwiebeln und Sellerie hinzufügen. Mit Salz und Pfeffer nach Geschmack würzen und 4 Minuten unter häufigem Rühren anschwitzen. Trockenerbsen, Eisbein, Thymian und Brühe hinzufügen. Zum Köcheln bringen, dann die Hitze reduzieren und 40 Minuten unter häufigem Rühren kochen. Zwischendurch 1 Tasse Wasser hinzugießen, damit die Suppe nicht zu dick wird.

2. Mithilfe einer Tasse die Hälfte der Suppe aus dem Topf holen und in einem Mixer pürieren. (Alternativ können Sie auch die gesamte Suppe mit einem Stabmixer im Topf pürieren.) Das Eisbein herausholen, Fleisch vom Knochen lösen, klein schneiden und ¼ Tasse davon wieder in den Topf geben. (Den Knochen wegwerfen.) Die pürierte Suppe ebenfalls wieder in den Topf füllen und alles erwärmen. Das Brot toasten und in Dreiecke schneiden. Die Suppe nach Geschmack mit Salz und Pfeffer würzen und mit dem Toast servieren.

Zutaten (2 Portionen)

- ½ Teelöffel Olivenöl
- 2 Karotten, gehackt
- 1 kleine Zwiebel, gehackt
- 1 Stange Sellerie, gehackt
- Salz und schwarzer Pfeffer
- 1 Tasse grüne oder gelbe Trockenerbsen
- ½ Eisbein, gut abgespült
- 1 Teelöffel frischer Thymian
- 3 Tassen salzarme Hühner- oder Gemüsebrühe
- 2 Scheiben Roggen- oder Vollkornbrot

Kalorien: 370
Fettgehalt: 11 Gramm
Kohlenhydrate: 25 Gramm
Eiweiß: 44 Gramm
Ballaststoffe: 12 Gramm

Salate

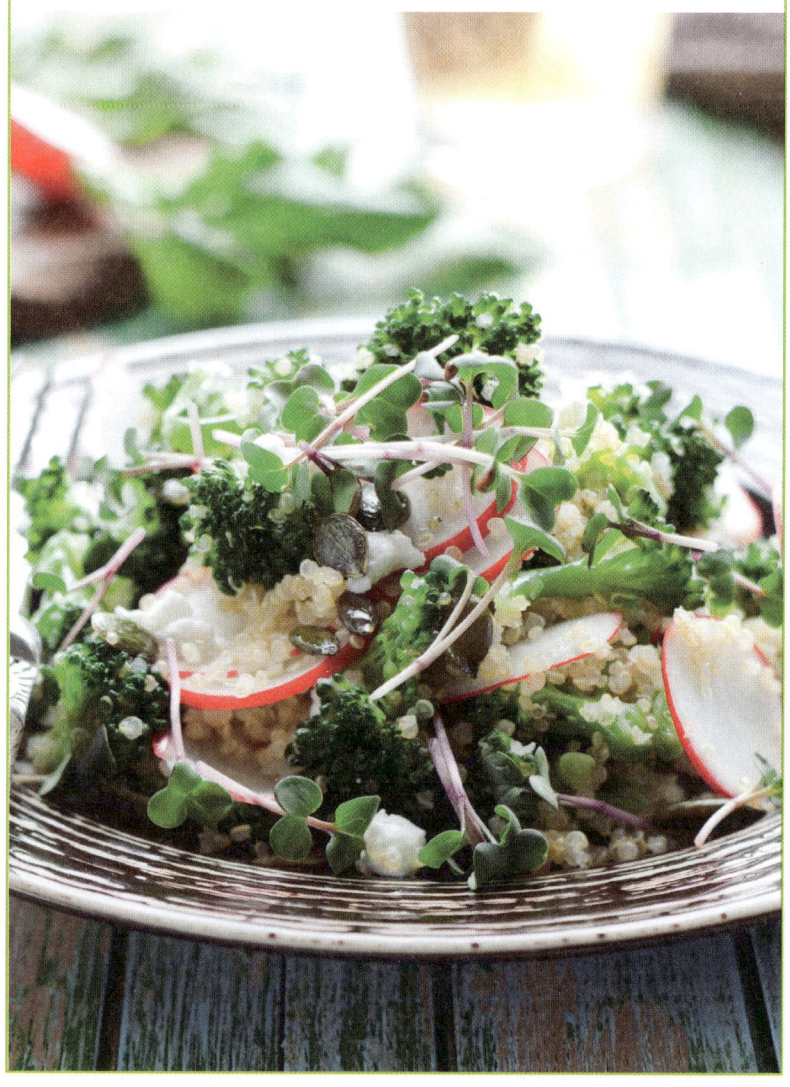

Schwarze-Bohnen-Mango-Salat

Für mehr Geschmack und Farbe können Sie diesen bunten Salat
auf einem Bett aus gehacktem Kopfsalat oder jungem Rucola servieren.

1. In einer mittelgroßen Schüssel Limetten-
saft, Limettenschale und Öl miteinander
verrühren. Bohnen, Gurke, Mango und
Avocado hinzufügen und unterrühren.
Nach Geschmack mit Salz, Pfeffer und
Kreuzkümmel würzen.

Zutaten (1 Portion)

1 Teelöffel geriebene
Limettenschale
3 Esslöffel frischer
Limettensaft
1 Teelöffel natives
Olivenöl
1 Tasse schwarze
Bohnen aus der Dose,
abgespült
und abgetropft
$\frac{1}{2}$ Tasse gehackte
Gurke
$\frac{1}{2}$ Tasse gehackte
frische Mango
$\frac{1}{4}$ Tasse
gehackte Avocado
Salz und
schwarzer Pfeffer
Gemahlener
Kreuzkümmel

Zutatentipp:
Verwenden Sie frische Mango,
wenn diese Frucht gerade Saison
hat. Andernfalls können Sie diese
durch aufgetaute und gehackte
Tiefkühl-Mango ersetzen.

Kalorien: 390
Fettgehalt: 10 Gramm
Kohlenhydrate: 59 Gramm
Eiweiß: 19 Gramm
Ballaststoffe: 22 Gramm

Gegrilltes Steak mit Spinatsalat

Dies ist die gesunde und köstliche Variante eines raffinierten Bistro-Salats. Sie sollten sie sofort ausprobieren!

1. Einen Grill oder eine Grillpfanne vorheizen. Das Steak nach Geschmack mit Salz und Pfeffer würzen. Das Steak 5 Minuten von jeder Seite grillen beziehungsweise bis ein Bratenthermometer in der Mitte des Fleisches eine Temperatur von 60 °C für „englisch", 70 °C für „medium" oder 75 °C für „durchgegart" anzeigt. Vor dem Zerschneiden 10 Minuten ruhen lassen.

2. Währenddessen in einer Schüssel Essig und Öl miteinander verrühren.

3. Spinat, Fenchel und Weintrauben in die Schüssel füllen, vorsichtig durchrühren. Das Steak in dünne Scheiben schneiden, in die Schüssel füllen und unterrühren. Mit Mandeln garnieren und mit Fladenbrot servieren.

Zutaten (1 Portion)

55 g Rumpsteak
Salz und
schwarzer Pfeffer
2 Teelöffel
Balsamicoessig
1 Teelöffel
natives Olivenöl
2 Tassen junge
Spinatblätter
½ Fenchelknolle,
geputzt
und in sehr dünne
Scheiben geschnitten
½ Tasse halbierte
rote Weintrauben
10 Mandeln, gehackt,
zum Garnieren
1 Weizenvollkorn-
Fladenbrot

Einkaufstipp:
Wir empfehlen für Salate natives Olivenöl, das einen besonders intensiven Geschmack hat. Zum Kochen können Sie das preiswertere normale Olivenöl verwenden.

Kalorien: 355
Fettgehalt: 11 Gramm
Kohlenhydrate: 37 Gramm
Eiweiß: 32 Gramm
Ballaststoffe: 13 Gramm

Senf-Linsen-Salat mit jungem Spinat

Dies ist eines jener tollen Gerichte, die warm, lauwarm oder kalt serviert werden können. Deshalb eignet es sich auch hervorragend als Mittagessen zum Mitnehmen.

1. Einen mittelgroßen, antihaftbeschichteten Kochtopf mit Kochspray einsprühen und bei mittlerer Hitze auf den Herd stellen. Die Frühlingszwiebeln oder Zwiebeln 2 Minuten unter Rühren anbraten, bis sie leicht gebräunt sind. Linsen und Wasser hinzufügen und zum Köcheln bringen. Die Hitze reduzieren und 20 bis 25 Minuten kochen, bis die Linsen gerade gar sind, gegebenenfalls Wasser hinzufügen. Wenn nötig, überschüssiges Wasser abgießen.

2. Währenddessen in einer Schüssel Öl, Senf und Essig miteinander verrühren. Die warme Linsen-Mischung hinzufügen. Mit Salz und Pfeffer würzen. Eine flache Schale mit Spinat auslegen. Die Linsen darauf verteilen und servieren.

Zutaten (1 Portion)

Kochspray
2 Esslöffel fein gehackte Frühlingszwiebeln oder Zwiebeln
½ Tasse getrocknete Linsen (bevorzugt die kleinen Puy-Linsen)
2½ Tassen Wasser
1 Teelöffel natives Olivenöl
2 Teelöffel Dijon-Senf
2 Teelöffel Rotweinessig
Salz und schwarzer Pfeffer
1 Tasse junger Spinat

Kochtipp:
Je nach Art der verwendeten Linsen fällt die Garzeit unterschiedlich aus. Die winzigen Puy-Linsen brauchen 20 Minuten, während Tellerlinsen fast 25 Minuten benötigen.

Kalorien: 300
Fettgehalt: 5 Gramm
Kohlenhydrate: 42 Gramm
Eiweiß: 20 Gramm
Ballaststoffe: 17 Gramm

Hähnchen-Zucchini-Salat mit Buttermilch-Dressing

Wer braucht schon einen Kartoffelsalat mit vollfetter Mayonnaise, wenn es eine so leckere, leichte Alternative gibt?

1. In einer mittelgroßen Schüssel Buttermilch, Essig, Dill, Salz und Pfeffer gut miteinander verrühren. Zucchini, Tomaten und Hähnchen hinzufügen. Auf einem Bett aus Rucola servieren.

Zutaten (2 Portionen)

3 Esslöffel fettreduzierte Buttermilch
1 Esslöffel Weißweinessig
1 Esslöffel gehackter frischer Dill
Salz und schwarzer Pfeffer
1 kleine Zucchini, halbiert und in hauchdünne Scheiben geschnitten
1 Tasse halbierte Kirschtomaten
3/4 Tasse gekochte und gehackte Hähnchenbrust, ohne Haut und Knochen
2 Tassen junger Rucola

Extratipp:
Der Salat schmeckt am besten, wenn Sie die Zucchini in möglichst dünne Scheiben schneiden.

Kalorien: 320
Fettgehalt: 5 Gramm
Kohlenhydrate: 31 Gramm
Eiweiß: 42 Gramm
Ballaststoffe: 9 Gramm

Zitronen-Quinoa mit Frühlingsgemüse

Verwenden Sie eine beliebige Mischung aus Frühlingsgemüse (Spargel, Erbsen, Zuckerschoten, Frühlingszwiebeln). Die Garzeit sollte ungefähr gleich sein.

1. In einer mittelgroßen Schüssel Zitronensaft und Knoblauch miteinander verrühren.

2. In einem kleinen Topf das Wasser zum Kochen bringen. Quinoa hinzufügen, abdecken und 7 Minuten kochen. Den Deckel abnehmen, das Gemüse in ein Sieb oder einen Dämpfeinsatz füllen und über den Kochtopf platzieren. Quinoa weitere 5 Minuten garen, bis auch das Gemüse bissfest bis weich ist. Das Gemüse in die Schüssel mit dem Zitronensaft und Knoblauch füllen.

3. Quinoa und Kichererbsen hinzufügen und unterrühren. Nach Geschmack mit Salz und Pfeffer würzen. Mit der Petersilie garnieren.

Zutaten (1 Portion)

2 Esslöffel frischer Zitronensaft
1 Knoblauchzehe, gehackt
1½ Tassen Wasser
⅓ Tasse Quinoa
1 Tasse gehacktes Frühlingsgemüse, frisch oder tiefgefroren (Spargel, Zuckerschoten, Frühlingszwiebeln, Erbsen)
½ Tasse Kichererbsen aus der Dose, abgespült und abgetropft
Salz und schwarzer Pfeffer
¼ Tasse gehackte Petersilie, zum Garnieren

Zubereitungstipp:
Einige Zuckerschoten haben entlang der Schote einen sehr festen Faden. Um diesen zu entfernen, schneiden Sie das Blattende ab und ziehen am Faden.

Kalorien: 390
Fettgehalt: 6 Gramm
Kohlenhydrate: 67 Gramm
Eiweiß: 20 Gramm
Ballaststoffe: 15 Gramm

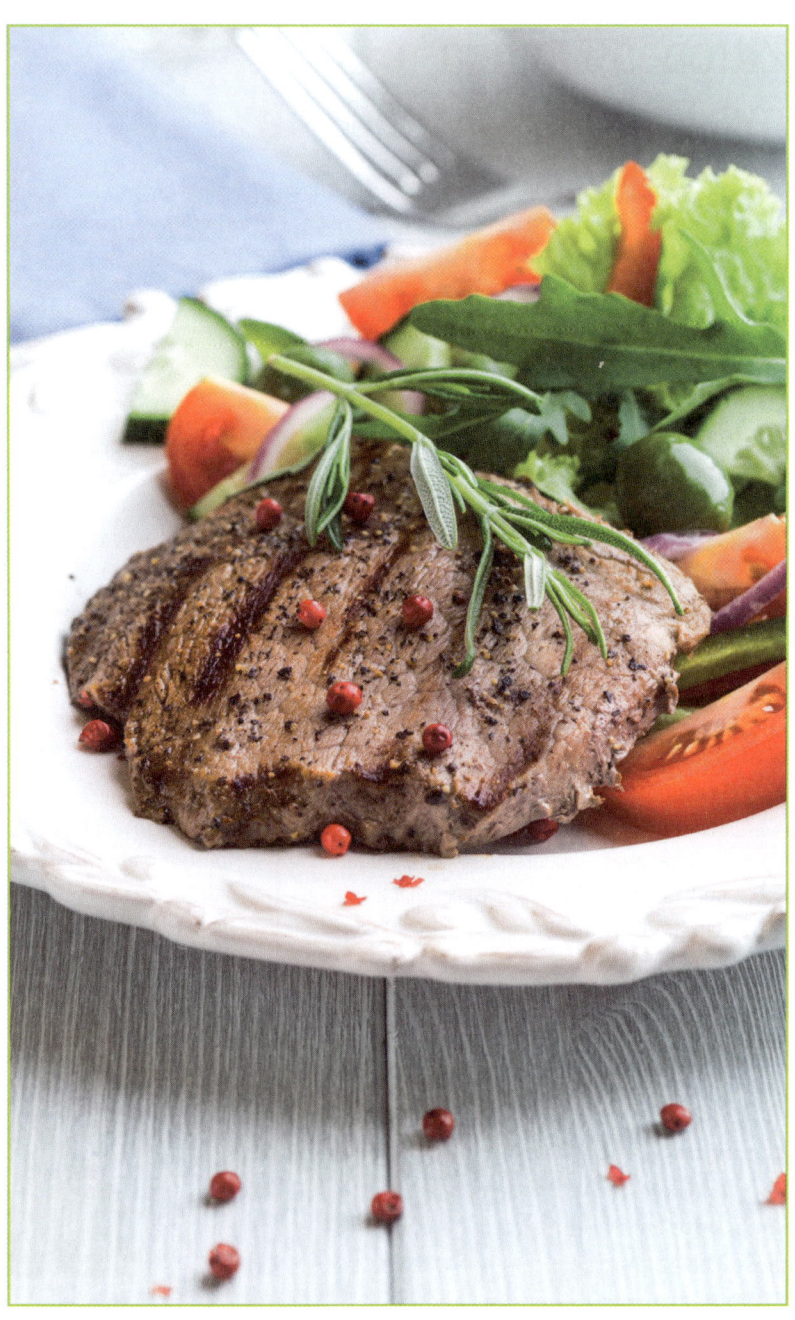

Argentinischer Steaksalat mit Senf-Koriander-Vinaigrette

Bisonsteaks sind eine großartige magere Alternative zu Rindfleisch.

1. In einer kleinen Schüssel Dijon-Senf, Essig, getrockneten Koriander, Salz und Pfeffer nach Geschmack miteinander verrühren, um eine Vinaigrette herzustellen. Beiseitestellen.

2. Die Bisonsteaks mit dem gemahlenen Kreuzkümmel und Koriander sowie mit Salz und Pfeffer würzen. Eine antihaftbeschichtete Pfanne mit Kochspray einsprühen und bei mittlerer bis großer Hitze auf den Herd stellen. Die Steaks von jeder Seite 90 Sekunden scharf anbraten beziehungsweise bis ein Bratenthermometer in der Mitte des Fleisches eine Temperatur von 60 °C für „englisch", 70 °C für „medium" oder 75 °C für „durchgegart" anzeigt. (Bisonfleisch wird am besten „englisch" serviert.) Die Steaks aus der Pfanne nehmen und 1 Minute ruhen lassen, dann in Scheiben schneiden.

3. In einer großen Schüssel die Brunnenkresse unter die Vinaigrette rühren. Die Brunnenkresse auf einem Teller anrichten. Das in Scheiben geschnittene Steak darauf anrichten und mit den Radieschen garnieren.

Zutaten (2 Portionen)

1½ Teelöffel Dijon-Senf
¼ Tasse Weißweinessig
2 Esslöffel getrockneter Koriander
Salz und schwarzer Pfeffer
2 Bisonsteaks à 85 g
1 Teelöffel gemahlener Kreuzkümmel
1 Teelöffel gemahlener Koriander
Kochspray
4 Bund Brunnenkresse
5 Radieschen, in dünne Scheiben geschnitten

Kalorien: 433
Fettgehalt: 7 Gramm
Kohlenhydrate: 64 Gramm
Eiweiß: 35 Gramm
Ballaststoffe: 10 Gramm

Leichter Nizza-Salat

Dieser Salat ist nicht nur köstlich, sondern auch eine Augenweide,
wenn er schön angerichtet wird.

1. In einem kleinen Topf Wasser zum Kochen bringen. Die Bohnen circa 3 Minuten kochen, bis sie bissfest gegart sind. Abgießen und mit kaltem Wasser abspülen.

2. In einer kleinen Schüssel den Thunfisch mit 2 Esslöffeln des Essigs mischen. Nach Geschmack mit Salz würzen.

3. Auf einem mittelgroßen Teller Salatblätter, Tomatenscheiben, Bohnen und Thunfisch anordnen. Den gesamten Salat mit dem restlichen Essig beträufeln. Das Eiweiß in Scheiben schneiden und auf dem Salat verteilen. Mit Baguette servieren.

Zutaten (2 Portionen)

115 g grüne Bohnen,
geputzt und halbiert
1 Dose (170 g)
Thunfisch in Wasser,
abgegossen
¼ Tasse milder
Rotweinessig
Salz
4 Tassen
junge Salatblätter
1 mittelgroße Tomate,
entkernt und in
dünne Scheiben
geschnitten
2 hart gekochte Eier,
Eigelb entfernt
4 dünne Scheiben
Weizenvollkorn-
Baguette

Kalorien: 360
Fettgehalt: 8 Gramm
Kohlenhydrate: 38 Gramm
Eiweiß: 33 Gramm
Ballaststoffe: 7 Gramm

Mexikanischer Hähnchen-Salat mit scharfem Salsa-Dressing

Kochen ist nicht erforderlich! Ich liebe diesen Salat,
weil er so leicht zuzubereiten ist und wunderbar schmeckt.

1. In einer Schüssel Fajita-Würzmischung, Kreuzkümmel, Salz und Pfeffer nach Geschmack verrühren. Die Hähnchenbrust in diese Schüssel legen und von beiden Seiten mit der Würzmischung bedecken. Das Hähnchen auf einem mikrowellenfesten Teller in der Mikrowelle auf einer hohen Stufe 6 Minuten garen. Aus der Mikrowelle holen und beiseitestellen, sodass es etwas abkühlen kann.

2. In einem Mixer die saure Sahne mit der Salsa mixen, bis die Mischung ein dunkles Pink und eine geschmeidige Konsistenz annimmt. (Wenn das Dressing zu dickflüssig ist, mit etwas Wasser verdünnen.)

3. Die Hähnchenbrust in 5 cm lange Stücke schneiden. In einer großen Schale Salat, Hähnchen, Mais und Salsadressing verrühren. Sofort servieren.

Zutaten (2 Portionen)

1 Teelöffel Fajita-Würzmischung
1 Prise gemahlener Kreuzkümmel
Salz und schwarzer Pfeffer
170 g Hähnchenbrust, ohne Haut und Knochen
1 Tasse fettfreie saure Sahne
1 Tasse milde oder scharfe Salsa
1 Kopf Eisbergsalat, grob gehackt
1½ Tassen Mais aus der Dose, abgetropft

Kalorien: 360
Fettgehalt: 4 Gramm
Kohlenhydrate: 58 Gramm
Eiweiß: 35 Gramm
Ballaststoffe: 9 Gramm

Pfannengerichte

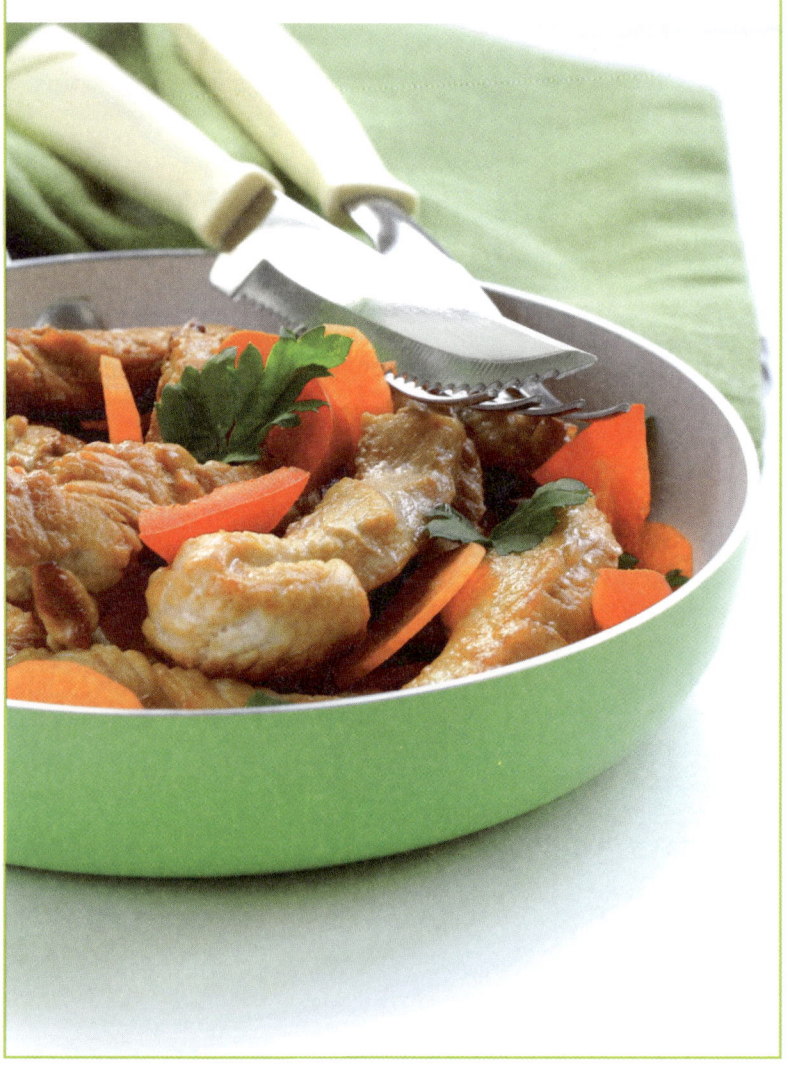

10-Minuten-Pfanne

Dieses Gericht ist einfach, sättigend und ungeheuer variabel, sodass Sie es in Ihr Standardrepertoire für ein Abendessen am Wochenende aufnehmen sollten.

1. Eine große, antihaftbeschichtete Pfanne mit Kochspray einsprühen und bei mittlerer bis großer Hitze auf den Herd stellen. Das Hähnchen circa 4 Minuten anbraten, bis es leicht braun, aber noch nicht ganz gar ist. Das Gemüse hinzufügen und 2 weitere Minuten braten. Die Sojasoße hinzufügen.

2. Die Hühnerbrühe in die Pfanne gießen, dann die Erdnussbutter hinzufügen und die Maisstärke einrühren. 2 weitere Minuten garen, umrühren, damit die Erdnussbutter sich auflöst und die verschiedenen Geschmacksrichtungen sich miteinander verbinden. Auf dem Reis anrichten.

Zutaten (2 Portionen)

Kochspray
200 g Hähnchen-filet, ohne Haut und Knochen
2 Tassen Tiefkühl-Gemüsemischung, aufgetaut
¼ Tasse salzarme Sojasoße
¼ Tasse salzarme Hühnerbrühe
1 Esslöffel Erdnuss-butter
1 Teelöffel Maisstärke
1½ Tassen gekochter Naturreis

Extratipp:
Für dieses anpassungsfähige Pfannengericht können Sie jedes beliebige Fleisch und jedes beliebige Gemüse verwenden.

Kalorien: 565
Fettgehalt: 22 Gramm
Kohlenhydrate: 65 Gramm
Eiweiß: 23 Gramm
Ballaststoffe: 5 Gramm

Kichererbsen-Pfanne mit cremigem Spinat

Dies ist unsere einfache Version von Sang Paneer, einem klassischen Gericht aus Indien. Denken Sie daran: Spinat sieht nach viel aus, doch in der Pfanne fällt er deutlich in sich zusammen.

1. Eine große, antihaftbeschichtete Pfanne mit Kochspray einsprühen und bei geringer bis mittlerer Hitze auf den Herd stellen. Kichererbsen, Knoblauch und Kreuzkümmel 30 Sekunden unter Rühren anbraten. Spinat hinzufügen, die Pfanne abdecken und 30 Sekunden ruhen lassen. Den Deckel wieder abnehmen und Kichererbsen-Spinat-Mischung circa 2 Minuten braten, bis der Spinat in sich zusammengefallen ist.

2. Die Buttermilch unterrühren und warten, bis die Flüssigkeit eingekocht ist. Nach Geschmack mit Salz und Pfeffer würzen. Vom Herd nehmen und mit dem Feta garnieren.

Zutaten (1 Portion)

Kochspray
½ Tasse Kichererbsen aus der Dose, abgespült und abgetropft
2 Knoblauchzehen, gehackt
½ Teelöffel gemahlener Kreuzkümmel
230 g junger Spinat, grob gehackt
½ Tasse fettreduzierte Buttermilch
Salz und schwarzer Pfeffer
2 Esslöffel Feta, zerkrümelt, zum Garnieren

Zutatentipp:
Buttermilch verleiht diesem Gericht eine cremige Konsistenz. Fettfreie Milch eignet sich hier nicht so gut.

Kalorien: 320
Fettgehalt: 8 Gramm
Kohlenhydrate: 46 Gramm
Eiweiß: 22 Gramm
Ballaststoffe: 11 Gramm

Toskanische Grünkohl-Bruschetta mit weißen Bohnen

Um mit wenig Fett kochen zu können, benötigen Sie eine gute antihaftbeschichtete Pfanne. Sie ermöglicht es Ihnen, weniger Öl zu verwenden, und erleichtert das Spülen.

1. Eine mittelgroße, antihaftbeschichtete Pfanne mit Kochspray einsprühen und bei mittlerer Hitze auf den Herd stellen. Den Grünkohl circa 3 Minuten anbraten, bis er in sich zusammengefallen ist. Knoblauch hinzufügen und weitere 30 Sekunden braten. Bohnen und Wasser hinzufügen, die Hitze auf niedrige Stufe reduzieren und circa 1 Minute kochen, bis das Gericht warm ist. Zitronensaft sowie Salz und Pfeffer nach Geschmack hinzufügen.

2. Das Fladenbrot toasten. Die warme Grünkohl-Mischung auf das Fladenbrot löffeln, mit dem Schnittlauch garnieren.

Zutaten (1 Portion)

Kochspray
1 Tasse gehackter Grünkohl
2 Knoblauchzehen, gehackt
1/3 Tasse Cannellini-Bohnen aus der Dose, abgespült und abgetropft
1 Esslöffel Wasser
1 Teelöffel frischer Zitronensaft
Salz und schwarzer Pfeffer
1 Weizenvollkorn-Fladenbrot
Frischer Schnittlauch, zum Garnieren

Einkaufstipp:
Im Lebensmittelhandel gibt es zahlreiche verschiedene Fladenbrote; vergleichen Sie den Ballaststoffgehalt.

Kalorien: 310
Fettgehalt: 6 Gramm
Kohlenhydrate: 50 Gramm
Eiweiß: 22 Gramm
Ballaststoffe: 15 Gramm

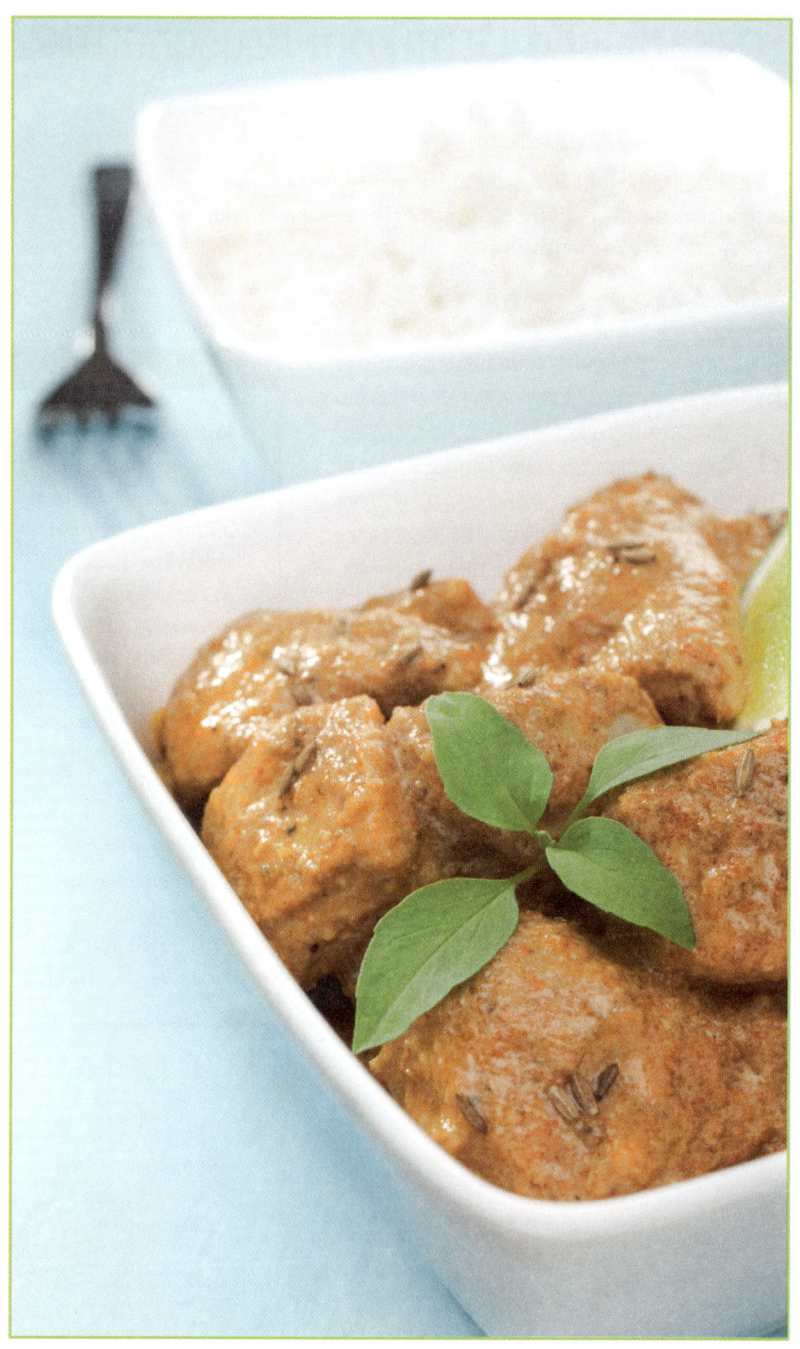

Kokos-Hähnchen-Curry

Wenn Sie die Gewürze kurz anrösten, kommen die exotischen Geschmacksrichtungen bei diesem superschnellen Currygericht besonders gut zur Geltung.

1. Einen großen, antihaftbeschichteten Kochtopf mit Kochspray einsprühen und bei mittlerer Hitze auf den Herd stellen. Curry und Kreuzkümmel 10 Sekunden anrösten.

2. Hähnchen und Apfel hinzufügen und circa 1 Minute anbraten, bis sie gebräunt und mit Gewürzen bedeckt sind. Hühnerbrühe und Kokosmilch hinzufügen, gelegentlich umrühren und 10 Minuten köcheln lassen, bis das Hähnchen gar und die Soße eingedickt ist. Auf den Graupen oder dem Naturreis anrichten.

Zutaten (2 Portionen)

Kochspray
1 Esslöffel Curry
½ Teelöffel gemahlener Kreuzkümmel
200 g Hähnchenfilet, ohne Haut und Knochen
1 großer Apfel, ungeschält, entkernt und in Stücke geschnitten
1 Tasse salzarme Hühnerbrühe
½ Tasse kalorienarme Kokosmilch
2 Tassen gekochte Gerstengraupen oder Naturreis

Extratipp:
Da alles so schnell gar wird, ist es eine gute Idee, bereits alle Zutaten für den Kochtopf vorzubereiten, bevor Sie mit dem eigentlichen Kochen beginnen.

Kalorien: 400
Fettgehalt: 7 Gramm
Kohlenhydrate: 60 Gramm
Eiweiß: 27 Gramm
Ballaststoffe: 9 Gramm

Krabben-Nudel-Pfanne

Tiefgefrorene Krabben sind ein Muss für schnelle Gerichte: Sie sind nicht nur bereits gepult und entdarmt, sondern in der Regel auch schon vorgekocht. Außerdem koche ich gerne mit ballaststoffreichen Soba-Nudeln.

1. Die Nudeln nach Packungsanweisung kochen, dann abspülen.

2. Eine große, antihaftbeschichtete Pfanne mit Kochspray einsprühen und bei mittlerer bis großer Hitze auf den Herd stellen. Chilischote und Knoblauch 1 Minute anbraten, dabei häufig umrühren. Krabben, Pak Choi und Erbsen hinzufügen und weitere 3 Minuten unter häufigem Rühren braten. Die gekochten Nudeln, Sojasoße und Chilisoße hinzufügen und gut erwärmen.

Zutaten (2 Portionen)

55 g Soba- oder Udon-Nudeln
Kochspray
½ Chilischote, gehackt
(bei der Verarbeitung Einweghandschuhe tragen)
2 große Knoblauchzehen, gehackt
85 g mittelgroße Tiefkühl-Krabben, aufgetaut, gepult und entdarmt
1 Kopf junger Pak Choi oder 115 g Spinat, in feine Streifen geschnitten
2 Esslöffel Tiefkühl-Erbsen, aufgetaut
1 Esslöffel salzarme Sojasoße
1 Esslöffel süße Chilisoße

Kalorien: 407
Fettgehalt: 5 Gramm
Kohlenhydrate: 46 Gramm
Eiweiß: 35 Gramm
Ballaststoffe: 6 Gramm

Würzige Rindfleisch-Pfanne

Schwarze-Bohnen-Soße ist eine salzig-bittere Mischung aus fermentierten
schwarzen Bohnen und Knoblauch.

1. Zwei Esslöffel Sojasoße in eine mittelgroße Schale geben, die Rindfleischwürfel mindestens 30 Minuten darin marinieren.

2. In einer kleinen Schüssel den verbliebenen Esslöffel Sojasoße mit dem Orangensaft, der Schwarze-Bohnen-Soße und der Chilipaste verquirlen.

3. Eine große, antihaftbeschichtete Pfanne mit Kochspray einsprühen und bei mittlerer bis großer Hitze auf den Herd stellen. Den Brokkoli unter häufigem Rühren 2 Minuten anbraten. Das Wasser hinzufügen, Pfanne abdecken und den Brokkoli 1 weitere Minute garen, bis er bissfest ist. Brokkoli auf einen Teller legen.

4. Dieselbe Pfanne noch einmal mit etwas Kochspray einsprühen und bei mittlerer Hitze auf den Herd stellen. Das marinierte Rindfleisch 2 Minuten unter ständigem Rühren anbraten. Die Schwarze-Bohnen-Mischung, den gekochten Brokkoli und die Bohnensprossen hinzufügen. Circa 1 Minute garen, bis alles warm genug ist. Auf dem Reis anrichten und mit einer in Scheiben geschnittenen Frühlingszwiebel garnieren.

Zutaten (2 Portionen)

- 230 g Flankensteak, in Würfel mit 2,5 cm Kantenlänge geschnitten
- 3 Esslöffel salzarme Sojasoße
- 3 Esslöffel Orangensaft
- 2 Esslöffel Schwarze-Bohnen-Soße
- Kochspray
- 1 Esslöffel süße Chilipaste
- 1 Brokkoli, in dünne Scheiben oder in kleine Röschen geschnitten
- 1/4 Tasse Wasser
- 115 g Bohnensprossen
- 1 1/2 Tassen gekochter Naturreis
- 1 Frühlingszwiebel, in Scheiben geschnitten, zum Garnieren

Kalorien: 470
Fettgehalt: 16 Gramm
Kohlenhydrate: 38 Gramm
Eiweiß: 45 Gramm
Ballaststoffe: 4 Gramm

Krabben-Reis-Pfanne

Wenn Sie der Ansicht sind, dass chinesische Speisen ungesund sind,
sollten Sie Ihre Meinung überdenken! Dieses gesunde Pfannengericht
schlägt jedes Essen zum Mitnehmen.

1. Die Schwänze der Krabben entfernen und Krabben in mundgerechte Stücke schneiden.

2. Eine große, antihaftbeschichtete Pfanne mit Kochspray einsprühen und bei mittlerer bis großer Hitze auf den Herd stellen. Die Krabben unter häufigem Rühren circa 2 Minuten anbraten, bis sie zu drei Vierteln gar sind. Vom Herd nehmen und beiseitestellen.

3. Dieselbe Pfanne mit weiterem Kochspray einsprühen. Den Reis mit dem Knoblauchpulver 1 Minute unter ständigem Rühren anbraten, sodass der Reis nicht anbrennt. Den Brokkoli hinzufügen, weiter umrühren. Wenn der Brokkoli hellgrün wird, Krabben, Frühlingszwiebeln, Sesamsamen und Sojasoße hinzufügen. 1 weitere Minute garen. Vom Herd nehmen und servieren.

Zutaten (2 Portionen)

450 g Krabben, geschält und entdarmt
Kochspray
1½ Tassen gekochter Naturreis
1½ Teelöffel Knoblauchpulver
2 Tassen Brokkoliröschen
¼ Tasse Frühlingszwiebeln, in Scheiben geschnitten
2 Teelöffel Sesamsamen
¼ Tasse salzarme Sojasoße

Kalorien: 407
Fettgehalt: 5 Gramm
Kohlenhydrate: 44 Gramm
Eiweiß: 46 Gramm
Ballaststoffe: 6 Gramm

Ingwer-Krabben mit Mangold und Paprikaschoten

Wenn Sie möchten, können Sie den Mangold auch durch ein anderes grünes Blattgemüse ersetzen – Spinat, Grünkohl oder Stängelkohl sind gute Alternativen. Bedenken Sie, dass die Garzeit je nach verwendetem Gemüse unterschiedlich sein kann.

1. In einer kleinen Schale Sojasoße, Essig und Sesamöl miteinander verrühren. Beiseitestellen.

2. Eine mittelgroße, antihaftbeschichtete Pfanne mit Kochspray einsprühen und bei mittlerer Hitze auf den Herd stellen. Wenn sie heiß ist, die Paprika 2 Minuten anbraten. Mangold, Ingwer und Wasser hinzufügen und alles etwa 4 Minuten weiterbraten, bis der Mangold in sich zusammengefallen ist. Die Krabben unterrühren und die Soße hinzufügen. 2 weitere Minuten garen, bis die Paprika und der Mangold bissfest gegart und die Krabben warm sind. Auf dem warmen Reis anrichten.

Zutaten (2 Portionen)

- 2 Teelöffel salzarme Sojasoße
- 2 Teelöffel Reisweinessig
- 1 Teelöffel geröstetes Sesamöl
- Kochspray
- 1 rote Paprikaschote, in dünne Scheiben geschnitten
- 230 g Mangold, geputzt und in dünne Scheiben geschnitten
- 2 Teelöffel frischer Ingwer, fein gehackt und geschält
- 3 Esslöffel Wasser
- 170 g gegarte Tiefkühl-Krabben, aufgetaut
- 1½ Tassen gekochter Naturreis

Einkaufstipp:
Geröstetes Sesamöl ist dunkler und intensiver als normales Sesamöl. Für eine starke Geschmacksnuance reicht schon eine geringe Menge davon.

Kalorien: 355
Fettgehalt: 8 Gramm
Kohlenhydrate: 47 Gramm
Eiweiß: 26 Gramm
Ballaststoffe: 7 Gramm